Ahmed Zaher
Aqeel Ahmad

Explorando as lesões da glândula tireoide

Ahmed Zaher
Aqeel Ahmad

Explorando as lesões da glândula tireoide

Um estudo abrangente sobre histopatologia e correlações clínicas

ScienciaScripts

Cover image: www.ingimage.com

This book is a translation from the original published under ISBN 978-620-6-77241-5.

Publisher:
Sciencia Scripts
is a trademark of
Dodo Books Indian Ocean Ltd. and OmniScriptum S.R.L publishing group

120 High Road, East Finchley, London, N2 9ED, United Kingdom
Str. Armeneasca 28/1, office 1, Chisinau MD-2012, Republic of Moldova, Europe
Printed at: see last page
ISBN: 978-620-7-68130-3

Explorando as lesões da glândula tireoide: Um Estudo Abrangente sobre Histopatologia e Correlações Clínicas

Por

Dr. Ahmed Zaher (M.Sc. Pathology-Cairo University, Egyptian board of Anatomic Pathology) consultor em patologia anatómica, Egipto

&

Dr. Aqeel Ahmad (Doutoramento, Pós-doutoramento) Departamento de Bioquímica Médica, Faculdade de Medicina, Universidade de Shaqra, Arábia Saudita.

Índice

CAPÍTULO 1: INTRODUÇÃO

As lesões da glândula tiroide podem ser classificadas como neoplásicas ou não neoplásicas. As lesões congénitas (como os quistos do ducto tiroglossal), as lesões inflamatórias (como a tiroidite granulomatosa) e as lesões hiperplásicas (como os bócios multinodulares) são exemplos de lesões não neoplásicas da tiroide (Cheng e Bostwick, 2006). A maioria dos casos de tiroidite aguda é de natureza infecciosa. Os doentes imunocomprometidos, os idosos em declínio e os bebés malnutridos são tipicamente afectados (Rosai, 2011).

Uma doença inflamatória da glândula tiroide que é auto-limitada é designada por tiroidite granulomatosa. As mulheres são mais frequentemente afectadas por esta doença. De acordo com Desailloud e Hober (2009), a doença apresenta uma série de características clínicas comuns às infecções virais, como um pródromo viral clássico caracterizado por mialgia, mal-estar e cansaço. A tiroidite fibrosa, frequentemente conhecida como tiroidite de Riedel, é uma doença pouco frequente que afecta principalmente as mulheres. A tiroide pode apresentar fibrose parcial ou total, o que é designado por tiroide lenhosa ou muito dura. É típico que a fibrose se estenda para fora da tiroide (Baloch e Livolsi, 2004b). De acordo com Pearce et al. (2003), o tipo de tiroidite mais prevalente é a tiroidite de Hashimoto, que também resulta frequentemente em bócio e hipotiroidismo.

A hiperplasia difusa, outro nome para a doença de Graves, é uma doença autoimune que faz com que a tiroide produza demasiadas hormonas. De acordo com Humphrey et al. (2008), é cinco a dez vezes mais prevalente nas mulheres, surge frequentemente na terceira e quarta décadas e está na origem da maioria das ocorrências de hipertiroidismo.

O bócio simples faz com que a glândula se expanda completamente, mas não resulta em nódulos. Existem dois padrões de distribuição para esta doença: endémica e esporádica. Mais frequentemente do que qualquer outro tipo de doença da tiroide, os bócios multinodulares causam os aumentos mais graves da tiroide e são erradamente diagnosticados como envolvimento neoplásico (Kumar et al., 2010). De acordo com Vassko et al. (2004), um tumor epitelial encapsulado benigno da tiroide que exibe uma diferenciação de células foliculares é designado por adenoma folicular.

Pensa-se que o cancro da tiroide afecta anualmente 122 000 pessoas em todo o mundo e representa 1% de todos os cancros nos países ricos. Os cancros do sistema endócrino mais prevalentes são os carcinomas da tiroide. As crianças raramente os têm; os adultos jovens e de meia-idade são a principal população afetada (Stewart e Kleihues, 2003). Os linfomas primários da tiroide não são prevalentes, mas outros cancros não epiteliais são extremamente invulgares (Stewart e Kleihues, 2003).

CAPÍTULO 2: REVISÃO DA LITERATURA

Embriologia e anatomia da glândula tiroide

Entre a segunda e a terceira semana de gravidez, a glândula tiroide começa a desenvolver-se e, na décima primeira semana, está completamente desenvolvida. Três estruturas dão origem à glândula: uma é o análogo mediano, que emerge do forame cecum na base da língua. O ducto tireoglosso é o caminho que percorre depois de deixar a língua para chegar à sua localização final na parte anterior do pescoço. Depois disso, o ducto encolhe e, se continuar, assume um aspeto cístico. Os dois anlagen laterais que nascem da "quarta-quinta" bolsa branquial - que abriga o corpo ultimobranquial ligado às células secretoras de calcitonina (células C) - são as outras duas estruturas. De acordo com De Felice e Di Lauro (2004) e Kusakabe et al. (2006), o anlagénio mediano e os dois anlagénios laterais fundem-se.

A glândula tiroide é constituída por um istmo e dois lobos laterais. Os lobos laterais estão situados na região anterior do pescoço, de cada lado da cartilagem tiroide e da traqueia superior. Um istmo que passa em frente à laringe inferior liga estes lobos nos seus pólos inferiores; ocasionalmente, um pequeno lobo piramidal triangular projecta-se para cima a partir do meio do istmo. As dimensões de um lobo lateral são de cerca de 5 cm de comprimento, 3-4 cm de largura e 2-3 cm de profundidade. A tiroide pesa 15 a 20 gramas num adulto saudável, sendo que os homens têm uma tiroide ligeiramente maior (Stevens e Lowe, 2005). A artéria carótida externa é o vaso parental da artéria tiroideia superior, enquanto a artéria subclávia é o vaso parental da artéria tiroideia inferior. As veias da tiroide fornecem o retorno venoso, drenando para a veia jugular interna (Waugh e Grant, 2001).

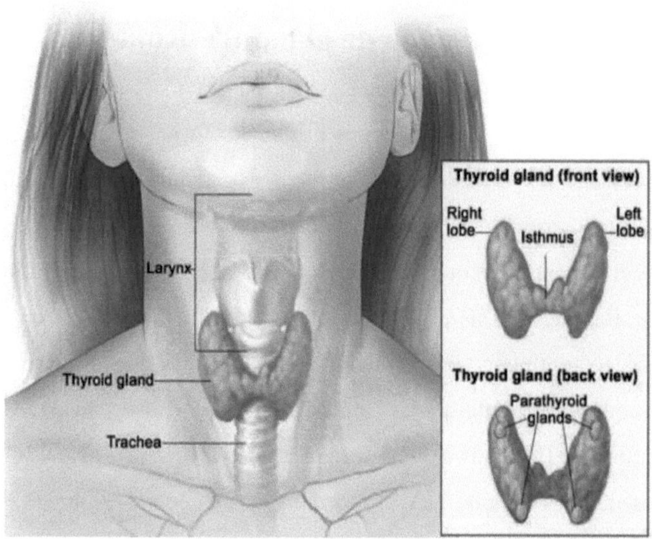

Figura-1: Anatomia da glândula tiroide e paratiroide. Adotado com permissão de (https://www.cancer.gov).

Rede linfática ligada ao istmo que envolve os folículos e liga os dois lobos laterais. Esvazia-se em canais subcapsulares, que fazem com que os troncos colectores da cápsula da tiroide se formem junto às veias. Os gânglios linfáticos jugulares internos recebem as veias linfáticas que drenam a parte superior dos lobos e do istmo da tiroide, enquanto os gânglios linfáticos pré-traqueais, paratraqueais e pré-laríngeos recebem os vasos linfáticos que drenam a parte inferior da glândula. O nódulo de Delphian é outro nome para o nódulo linfático pré-traqueal que está localizado perto do istmo. As cadeias nervosas retrofaríngea, retroesofágica e laríngea recorrente são estações linfonodais adicionais.

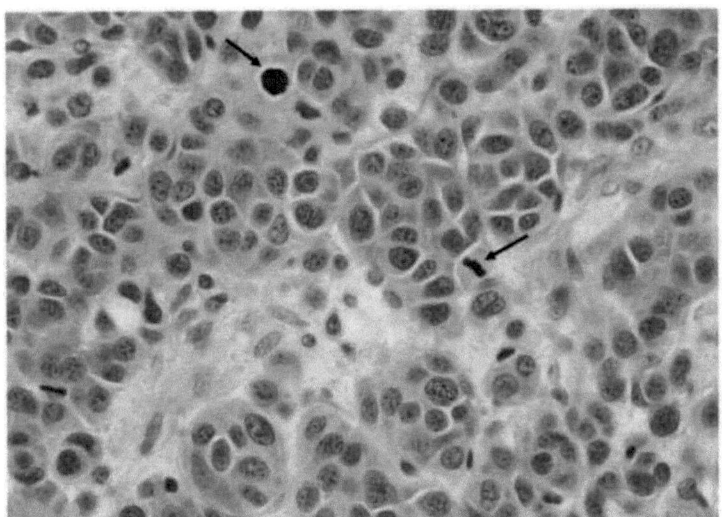

Figura-2: Carcinoma medular da tiroide. Esta figura foi adoptada de [233] (https://doi.org/10.3390/curroncol30080562) com autorização.

No entanto, os testes de injeção demonstraram que o corante injetado no istmo da tiroide pode drenar diretamente para os nódulos mediastínicos. Os nódulos mediastinais ântero-superiores são secundários aos grupos pré-traqueais e à cadeia do nervo laríngeo recorrente (Carcangiu, 2007). O tecido da tiroide tem uma firmeza sólida e uma tonalidade castanha clara. Uma cápsula de tecido conjuntivo fibroso envolve a glândula, e septos que se estendem no interior da glândula dividem-na em lóbulos. A unidade funcional, ou folículo, está rodeada por um plexo vascular denso e por um suprimento nervoso dentro dos lóbulos (Fowler e Thomson, 2006).

Histologia da glândula tiroide

Os folículos esféricos ou alongados que constituem a unidade estrutural da glândula tiroide têm um diâmetro médio de 200 nm e segregam uma substância denominada coloide. O tamanho destes folículos varia de acordo com a atividade funcional da glândula. São revestidos por uma única camada de células foliculares, cuja forma varia em função da atividade funcional; estas células podem ser achatadas (endotelóides), cubóides ou colunares (Carcangiu, 2007).

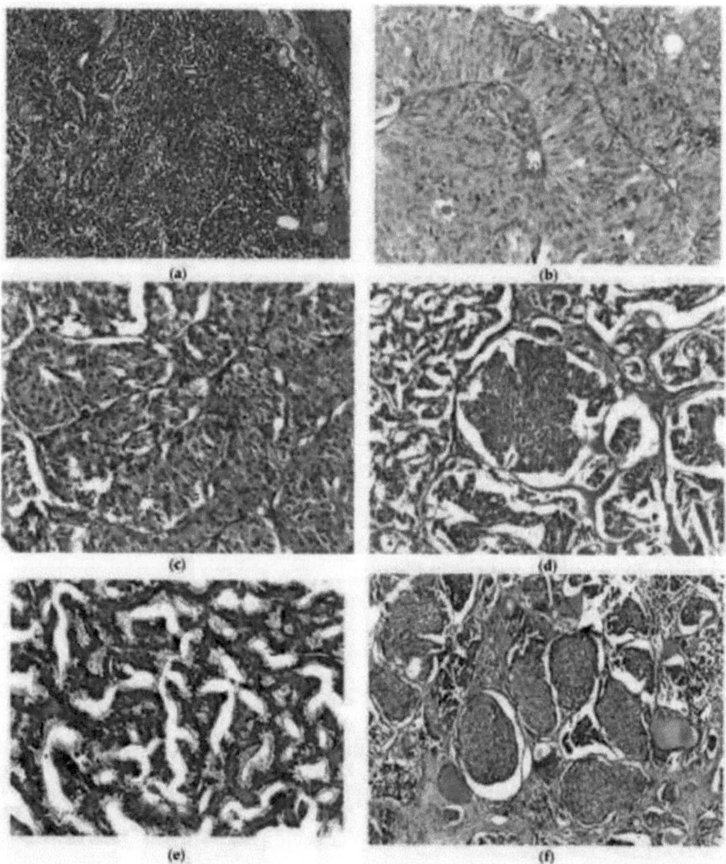

Figura-3: (a-e) Tipos histológicos de carcinoma medular da tiroide: (a) variante convencional; (b) variante de células fusiformes (c) variante oncocítica. (d) As variantes folicular/glandular; (e) pseudopapilar e (f) variantes de pequenas células. Esta figura foi adoptada de [232]

(https://doi.org/10.3390/biomedicines11010116) com autorização.

As células parafoliculares, ou C, são uma segunda população de células, muito mais pequena. As células parafoliculares podem existir como células solitárias envoltas na lâmina basal das células foliculares ou como pequenos aglomerados dentro dos folículos. Em comparação com as células foliculares da tiroide, coram-se menos profundamente e são um pouco maiores. Podem formar ácinos e parecem ter uma localização tanto parafolicular como epifolicular (Junqueira et al., 2005).

As células C apresentam resultados positivos para marcadores neuroendócrinos como a cromogranina A, a sinaptofisina e a enzima específica dos neurónios (NSE) em métodos imunohistoquímicos. Além disso, a calcitonina, o seu principal produto hormonal, é o marcador mais preciso (Borda et al., 2004).

Avaliação das lesões da glândula tiroide

Em 4-7% dos indivíduos adultos, os nódulos da tiroide são um sinal clínico relativamente frequente que pode ser palpado. De acordo com métodos de investigação recentes, pensa-se que os nódulos da tiroide, quer sejam únicos ou múltiplos, afectam 20-76% da população. Destes, 5-10% são considerados malignos e têm de ser removidos cirurgicamente (Cohen e Salter, 2008 e Stang e Carty, 2008). Características clínicas: Os nódulos malignos são mais comuns em lesões solitárias. No entanto, é importante recordar que cerca de um terço dos nódulos que foram considerados solitários à palpação revelaram-se numerosos no exame, e o número aumentou ainda mais após a investigação patológica (Rosai, 2011).

O exame de um nódulo móvel com uma superfície lisa e uma substância mole, ou de um bócio multinodular sem um nódulo dominante, sugere lesões benignas.

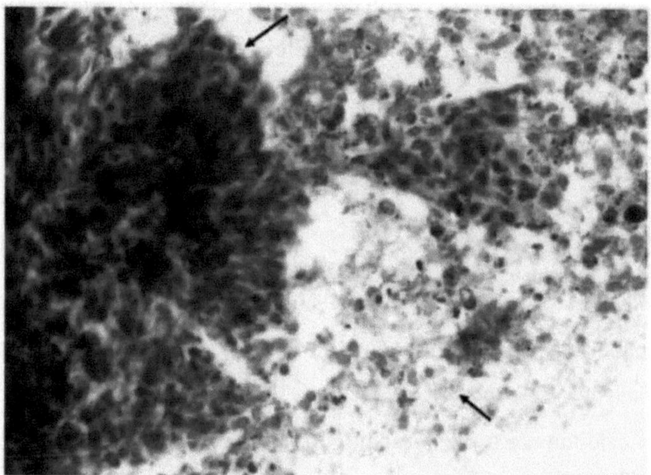

Figura-4: Carcinoma anaplásico Esta figura foi adoptada de [233] (https://doi.org/10.3390/curroncol30080562) com autorização.

De acordo com Neki e Kazal (2006), um nódulo que apresente uma firmeza dura, uma forma irregular, esteja fixado aos tecidos subjacentes ou sobrepostos e tenha uma linfadenopatia regional suspeita tem maior probabilidade de ser maligno. O melhor sinal clínico de cancro, caso exista, é a adenopatia epsilateral associada (Hegdus, 2004). Menos frequentemente, os nódulos que são quentes numa cintilografia da tiroide ou hiperfuncionantes (tóxicos) a nível clínico são malignos (Rosai, 2011).

Um nódulo que cresce lentamente mas de forma constante ao longo de semanas ou meses pode ter um envolvimento maligno. A causa mais prevalente de desconforto súbito num nódulo cístico é a hemorragia. No entanto, o carcinoma anaplásico ou o linfoma primário da tiroide devem ser explorados em indivíduos cujo nódulo da tiroide está a aumentar e a tornar-se desconfortável (Gharib et al., 2010).

Aspectos radiológicos:

É importante cumprir os requisitos de notificação normalizados dos EUA, que incluem o local, a forma, o tamanho, os limites, a substância, a ecogenicidade e o padrão vascular do nódulo. Os nódulos que têm potencial para se tornarem cancerosos devem ser documentados exaustivamente (Gharib et al., 2010).

De acordo com Neki e Kazal (2006), a imagiologia ultra-sónica não é útil no rastreio de nódulos da tiroide em indivíduos assintomáticos. No entanto, é útil para monitorizar indivíduos que tenham metástases nodais regionais ou invasão extra-tiroideia (Scott, 2009). Segundo alguns, a ecografia pré-operatória é aconselhada nos casos de cancro papilar da tiroide (Gonzalez et al., 2007). Uma vez que raramente diagnosticam lesões malignas, exceto em casos extremamente avançados, a RM e a TC não devem ser utilizadas frequentemente na doença nodular da tiroide (Shetty et al., 2007 e Razek et al., 2008).

Avaliação laboratorial:

Os indivíduos com cancro papilar e folicular apresentam frequentemente níveis séricos de tiroglobulina elevados; os indivíduos com carcinoma medular ou indiferenciado apresentam níveis séricos de tiroglobulina normais. Antes da cirurgia, esta medição não pode ser utilizada para diferenciar entre tumores benignos e malignos, uma vez que o adenoma folicular também pode ter um aumento comparável ao observado neste caso. A monitorização dos doentes após a ressecção de um carcinoma folicular ou papilar pode ser benéfica (Mazzaferri et al., 2003).

No entanto, a menos que o doente apresente achados aberrantes na citologia aspirativa por agulha fina ou uma suspeita clínica de cancro medular, as avaliações regulares dos níveis de calcitonina em indivíduos com doença nodular da tiroide não são essenciais nem rentáveis (DeLellis e Williams, 2004). De acordo com outros relatórios, vários doentes com cancro medular apresentaram resultados negativos de calcitonina (Wang et al., 2008).

Aspiração com agulha fina (FNA):

Um candidato à PAAF é um nódulo da tiroide que pode ser apalpado. As biópsias de nódulos da tiroide podem ser realizadas por palpação ou com recurso a orientação por ultra-sons. Estas últimas são bastante bem sucedidas na obtenção de uma amostra suficiente para interpretação citológica e oferecem informações precisas sobre a localização, tamanho e forma (sólida versus cística) do nódulo (Baloch e Livolsi, 2008). É fácil de utilizar, fiável, seguro e tem um preço razoável. Aumenta a confirmação cirúrgica do cancro e diminui a incidência de tiroidectomias desnecessárias (Lansford e Teknos, 2006 e Cheung et al., 2007). Embora deva ser visto como um teste de rastreio e não como um teste de diagnóstico, é geralmente reconhecido como o primeiro passo na terapia dos nódulos da tiroide para diferenciar os nódulos benignos dos malignos (Yang et al., 2007).

Se o material for suficiente, a sensibilidade e a especificidade da PAAF podem exceder 90%; no entanto, existe uma taxa significativa de falsos negativos quando se trata de identificar o cancro da tiroide nos homens (Berri e Lioyd, 2008). A invasão capsular ou vascular não pode ser detectada pela PAAF; o adenoma de células foliculares/Hurthel deve ser excisado cirurgicamente para ser distinguido do cancro. Além disso, apesar de os doentes com características sugestivas de carcinoma papilar terem uma taxa de malignidade superior (72%) aos classificados como neoplasias foliculares (22%), não é capaz de detetar a variação folicular do carcinoma papilar (Deveci et al., 2006).

Interpretação da PAAF da tiroide:

Os resultados da biópsia por PAAF devem ser classificados como não diagnósticos (insatisfatórios) ou diagnósticos (satisfeitos), mesmo que seja difícil padronizar a avaliação da suficiência (Redman et al., 2006 e Kini, 2008). Se a amostra tiver seis ou mais grupos de células epiteliais da tiroide bem preservados, com um mínimo de dez células por grupo, é considerada "diagnóstica" (Gharib et al., 2010).

Os esfregaços aceitáveis são divididos em três grupos de acordo com os grupos de classificação da OMS para a citologia da glândula tiroide: suspeito intermédio, maligno e benigno. Os esfregaços benignos incluem os de uma tiroide normal, bócio multinodular e adenoma macrofolicular. A categoria maligna inclui metástases da tiroide, linfoma maligno, carcinoma pouco diferenciado e indiferenciado, carcinoma papilar e outros tipos de cancro. O grupo intermédio/suspeito inclui o carcinoma folicular e o adenoma folicular, incluindo as variantes oncocíticas. Inclui também esfregaços com características sugestivas mas não conclusivas de carcinoma medular e papilar, bem como casos de provável linfoma (DeLellis e Williams, 2004).

Secção congelada da glândula tiroide:

De acordo com vários estudos, os doentes com um diagnóstico citológico pré-operatório de nódulos da tiroide atípicos ou preocupantes devem ser os únicos elegíveis para a realização de secções de congelação (Osamura e Hunt, 2008). Alguns descobriram que os resultados da PAAF pré-operatória e da secção de congelação podem não ser concordantes (Huber et al., 2007). É necessária uma subamostragem exaustiva do material para um diagnóstico histopatológico adequado da doença da tiroide, mas tal não pode ser feito durante uma técnica de secção congelada peroperatória. Ao determinar se é necessária uma dissecção nodal com base no envolvimento dos gânglios linfáticos, os cortes congelados podem ser úteis. Os limites do segmento congelado devem ser reconhecidos se este for utilizado (Giuliani et al., 2006).

Exame histopatológico da peça de tireoidectomia:

Os procedimentos realizados incluem a tiroidectomia subtotal (em que a cápsula posterior e uma pequena porção de tecido tiroideu, 1-2 g, são deixados no lado oposto à lesão), a lobectomia (que raramente é realizada nos dias de hoje), a nodulectomia (que quase nunca é realizada nos dias de hoje) e a tiroidectomia total (que remove toda a glândula, incluindo a cápsula posterior) (Rosai, 2011).

Forneça pelo menos uma secção por cada centímetro de diâmetro do tumor e, se possível, apresente todo o perímetro, de modo a avaliar completamente a invasão da cápsula. O núcleo do tumor não é de interesse se o tumor parecer macroscopicamente homogéneo. As secções com 2-3 mm de espessura são cortadas ao meio do tumor. Depois, a única área que é implantada é o contacto mais exterior entre a cápsula e o parênquima do tumor. A cassete com 2,5 cm de largura permite a colocação de até cinco peças, cada uma com 3 mm de espessura e até 3 cm de comprimento, lado a lado. A maioria dos tumores pode ser posicionada em 4-8 blocos utilizando este método, permitindo uma avaliação completa da cápsula (Thompson, 2006).

Cada nódulo significativo, incluindo o bordo e/ou o limite de tecido mole circundante, deve ser seccionado em casos com glândula multinodular (hiperplasia nodular). Recomenda-se a remoção e recolha de amostras de qualquer tecido mole peritiroideu ligado (Humphrey et al., 2008).

Imunohistoquímica para o diagnóstico de lesões da tiroide:

Tem sido dada muita atenção a uma série de marcadores IHC putativos associados ao cancro da tiroide, incluindo Leu M1, HBME-1, galactina-3, citoqueratina-19 e vários outros. A IHC continua a ser limitada pelo tamanho da amostra, pela interpretação citopatológica subjectiva, pelo processamento da amostra, pela heterogeneidade da sonda de anticorpos, pela sensibilidade e pela especificidade (Filie et al., 2008).

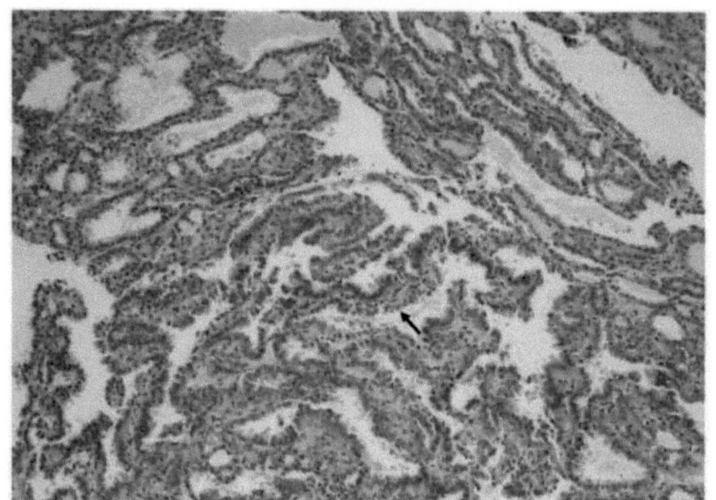

Figura-5: O tipo clássico de carcinoma papilar. Esta figura foi adoptada de [233] (https://doi.org/10.3390/curroncol30080562) com autorização.

Nódulo solitário da tiroide

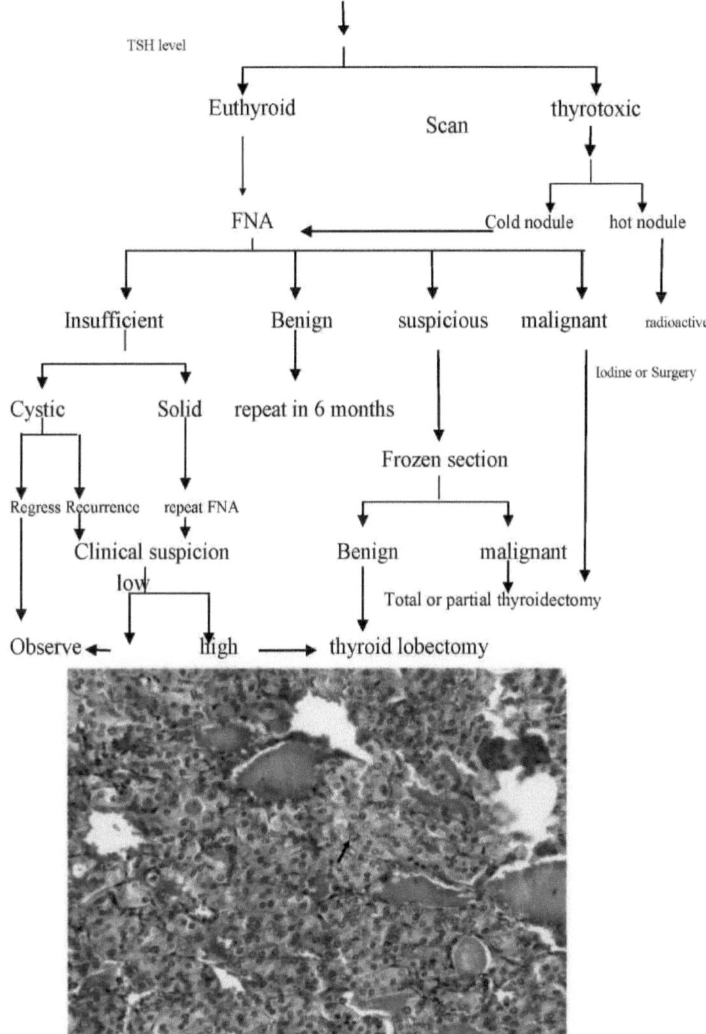

Figura-6: O subtipo folicular do carcinoma papilar. Esta figura foi adoptada de [233] (https://doi.org/10.3390/curroncol30080562) com autorização.

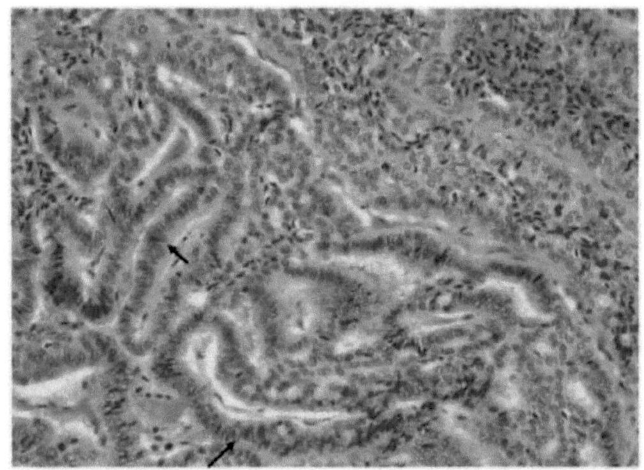

Figura-7: O subtipo de células altas do carcinoma papilar. Esta figura foi adoptada de [233] (https://doi.org/10.3390/curroncol30080562) com autorização.

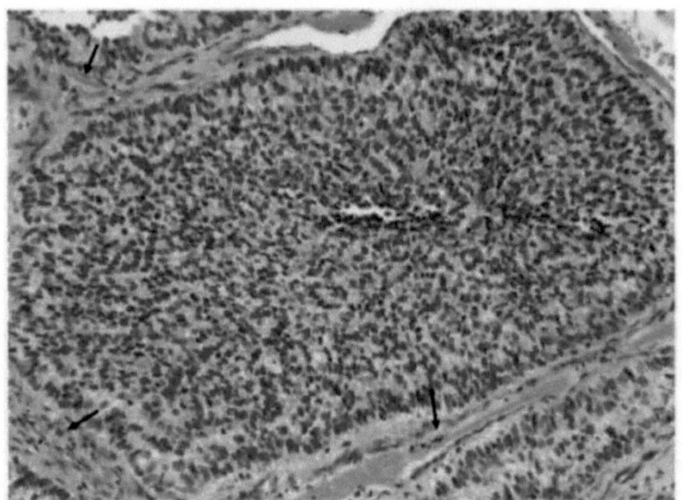

Figura-8: O subtipo trabecular do carcinoma papilar. Esta figura foi adoptada de [233] (https://doi.org/10.3390/curroncol30080562) com autorização.

Lesões não neoplásicas da glândula tiroide

Cisto do ducto tireoglosso (TDC):

É mais prevalente em jovens ou crianças, com uma distribuição igual entre os sexos. Existe material mucoide ou purulento no interior do quisto. Para excluir neoplasia, é necessário colher amostras de regiões sólidas. Na maioria das vezes devido a infeção, um terço manifesta-se como fístulas (Dedivitis et al., 2002 e Brousseau et al., 2003). Ao microscópio, o epitélio escamoso ou respiratório reveste o quisto. Se o quisto estiver infetado, o tecido de granulação substitui o revestimento epitelial. As células inflamatórias císticas invadem o tecido fibroso que forma a parede do quisto. Até dois terços dos doentes têm tecido da tiroide. 90% dos carcinomas de tipo papilar são encontrados se estiverem presentes (Lloyd et al., 2002 e Luna-Ortiz et al., 2004).

De acordo com Lee et al. (2012), citologicamente, a PAAF pré-operatória não é geralmente necessária para o diagnóstico de CDT em crianças, especialmente tendo em conta a sensibilidade limitada, o baixo valor preditivo positivo e o potencial de danos.

Tiroidite granulomatosa (tiroidite subaguda, doença de Quervain):

De acordo com Faturechi et al. (2003), trata-se de uma doença inflamatória autolimitada que pode estar associada a uma infeção viral sistémica e a potenciais elementos auto-imunes. Afecta frequentemente mulheres entre os 30 e os 50 anos de idade e está associada ao HLA-Bw35. Raramente é hereditária (zein et al., 2007). A tiroide apresenta uma firmeza sólida, uma hipertrofia assimétrica e uma nodularidade indistinta (Adair, 2006).

A nível microscópico, o processo é difuso. Existe uma distribuição algo nodular do infiltrado inflamatório. O folículo é o ponto focal do processo inflamatório durante a fase hipertiroideia da doença. Um infiltrado linfo-histiocitário, plasmócitos e histiócitos epitelióides rodeiam e perturbam um grupo de folículos. As agregações de neutrófilos no interior dos lúmens foliculares são uma caraterística que define esta fase. As células grandes multinucleadas, que frequentemente incluem coloide absorvido, tornam-se mais visíveis durante a fase de hipotiroidismo. A doença centrada no folículo é obscurecida pela perda generalizada do epitélio folicular e pela ausência de neutrófilos. À medida que os folículos se regeneram e, na maioria dos casos, a fibrose e o infiltrado inflamatório desaparecem, a glândula cura-se gradualmente (Adair, 2006).

Citologicamente, os esfregaços apresentam agregados de plasmócitos, linfócitos, histiócitos e células gigantes multinucleadas, alguns dos quais podem ter pedaços de coloide. Nas fases iniciais, podem ser visíveis neutrófilos. Ocasionalmente, existe também um coloide espesso com bordos irregulares e fissuras centrais. Normalmente, não existem muitas células epiteliais foliculares (Shabby e Salti, 2006).

Tiroidite à palpação (tiroidite granulomatosa multifocal):

É descrita como pequenos focos granulomatosos, centrados nos folículos, que foram descobertos acidentalmente na glândula tiroide removida e que se presume serem o resultado da rutura do folículo provocada pela palpação. Não existem indicações óbvias que estejam diretamente relacionadas com a tiroidite palpável. Normalmente, a glândula tem um nódulo que tem de ser apalpado com força e depois removido cirurgicamente (Adair, 2006). Ao microscópio, as lesões são frequentemente pequenas e estão amplamente dispersas por toda a glândula. Um ou alguns folículos próximos são o ponto focal das lesões. Agregados de histiócitos espumosos, um pequeno número de linfócitos e, ocasionalmente, células gigantes multinucleadas estão presentes nos folículos. A necrose e os neutrófilos estão ausentes (Adair, 2006).

Tiroidite de Riedel (tiroidite fibrosa):

Com base em extensas séries de tiroidectomias, prevê-se que a sua incidência se situe entre 0,04% e 0,3% (Papi et al., 2004). Citologicamente, um exame citológico nunca pode ser utilizado para diagnosticar a tiroidite de Riedel. Há uma escassez de relatórios na literatura sobre a biópsia aspirativa por agulha fina em RT. Na maioria dos doentes, são frequentemente produzidos esfregaços acelulares ou paucicelulares, não diagnósticos (Papi et al., 2004).

Tiroidite de Hashimoto:

Os auto-anticorpos contra a tiroglobulina, os receptores da hormona estimulante da tiroide e outros antigénios nas células foliculares produzem tiroidite autoimune, que danifica os folículos. De acordo com Cheng et al. (2006), afecta sobretudo mulheres jovens e de meia-idade (30-50 anos), com uma proporção de cerca de 10:1 entre mulheres e homens.

A glândula tem uma consistência semelhante à do tecido linfoide, está difusamente expandida e é de cor cinzenta clara a branca. A glândula pode apresentar nódulos distintos e bandas de tecido fibroso em situações de longa duração. O tipo fibroso assemelha-se à cirrose hepática devido à sua superfície de corte multinodular, que é muito rígida e fibrótica (Adair, 2006).

Ao microscópio, a glândula está densa e amplamente infiltrada por infiltrado linfoplasmocitário, exibindo frequentemente centros germinais maduros. O padrão lobular da tiroide é mantido a baixa potência. A atrofia folicular e a metaplasia oxifílica das células epiteliais foliculares são as características definidoras. Os folículos podem ser minúsculos e ter pouco coloide, ou podem estar obliterados, deixando para trás regiões de fibrose ou pequenas ilhas de epitélio oxifílico rodeadas por um forte infiltrado linfoide. O citoplasma das células oxifílicas é muito granular e esinofílico e os seus núcleos estão aumentados. Apresentam frequentemente contornos nucleares irregulares, cromatina vesicular e sulcos, que podem ser confundidos com cancro papilar. A metaplasia de células escamosas é frequente (Caillou, 2006).

Citologia moderadamente celular, com aglomerados de linfócitos maduros e oncócitos (citoplasma finamente granular, grandes núcleos hipercromáticos, pleomorfismo variado). De acordo com Bhatia et al. (2007), existem também neutrófilos, macrófagos, células plasmáticas e células foliculares.

Tiroidite linfocítica:

Quando se verifica uma infiltração linfoplasmocitária generalizada ou multifocal no epitélio folicular da tiroide sem alterações oncocíticas, o termo tiroidite linfocítica é frequentemente utilizado. Não se verifica qualquer atrofia visível dos folículos da tiroide. No entanto, a devastação folicular e as alterações hiperplásicas dos folículos podem ocorrer durante o período ativo. Pensa-se que a doença tem uma origem autoimune. Dependendo das circunstâncias clínicas, a contraparte clínica é designada por tiroidite pós-parto, tiroidite silenciosa, tiroidite juvenil ou tiroidite indolor. A maioria dos indivíduos apresenta um hipertiroidismo breve, que se resolve espontaneamente em hipotiroidismo. Em algumas pessoas, observa-se um aumento da tiroide. Normalmente, a duração da evolução clínica é inferior a um ano. Só muito raramente os doentes acabam por desenvolver hipotiroidismo (Weidner et al., 2009).

Doença de Graves (bócio tóxico difuso):

Os auto-anticorpos contra os receptores da hormona estimulante da tiroide produzem tiroidite autoimune, que por sua vez causa hipertiroidismo (bócio tóxico difuso) e estimulação folicular persistente. As raparigas jovens (20-40 anos de idade; F: M = 4: 1) apresentam-na. De acordo com Cheng et al. (2006), os doentes têm bócio generalizado e hipertiroidismo. De acordo com Weidner et al. (2009), a glândula tiroide afetada pela doença de Graves tem normalmente uma aparência carnuda na sua superfície de corte e está simétrica e difusamente inchada.

Ao microscópio, o padrão lobular habitual da glândula é acentuado devido a um aumento do tecido fibroso. O estroma peri folicular apresenta uma infiltração linfocítica irregular, que pode variar de esparsa em certos doentes a visível noutros com centros germinais. Células epiteliais colunares com núcleos arredondados posicionados basalmente e cromatina algo espessa delimitam os folículos da tiroide. O citoplasma é esinófilo e granuloso. Um contorno estrelado é criado quando o epitélio folicular hiperplásico se infla no lúmen do folículo. Estes desdobramentos não devem ser confundidos com carcinoma papilar, mesmo que possam assemelhar-se a papilas. A parte apical das células foliculares tem vacúolos, que dão ao coloide um aspeto recortado (Adair, 2006).

A PAAF raramente é testada citologicamente em doentes que estão ativamente doentes. Mas é necessária em duas situações: uma para um doente que tem um nódulo para excluir cancro e a outra para um doente que fez terapêutica para a doença de Grave e tem um nódulo - ou nódulos - meses ou anos após o tratamento (Anderson et al., 2004).

Com a sua cromatina espessa e células colunares com núcleos esféricos, o aspirado é muito celular. Normalmente, o citoplasma é muito granular, indicando oxifilia. Pode haver alguns linfócitos e muito pouco coloide. Na ausência de informação clínica sugestiva de doença de Grave, é quase sempre preferível uma neoplasia folicular. Devido ao grau de celularidade presente neste ambiente, a aspiração com agulha fina só é útil para excluir neoplasias foliculares e não o cancro papilar da tiroide (Anderson et al., 2004 e Adair, 2006).

Bócio nodular (hiperplasia nodular):

A lesão mais frequente da tiroide observada na prática da patologia cirúrgica é o bócio nodular. Os nódulos da tiroide com regiões involuídas e hiperplásicas são a sua caraterística definidora. A variante endémica, também conhecida como bócio endémico, resulta da produção insuficiente de hormonas tiroideias devido a um défice de iodo na dieta ou na água. Isto provoca um aumento compensatório da hormona estimulante da tiroide, que, por sua vez, leva ao desenvolvimento de hiperplasia (também conhecida como bócio parenquimatoso) nos folículos da tiroide. Após a involução, o desenvolvimento de nódulos sobrepõe-se em alguns folículos com uma grande acumulação de coloide (bócio coloide difuso). A fisiopatologia do bócio nodular na sua forma esporádica é incerta.

De acordo com Weidner et al. (2009), a maioria dos indivíduos é eutiroideia, embora uma pequena percentagem possa desenvolver hipertiroidismo (bócio nodular tóxico).

A tiroide está nodulada, inchada e varia em tamanho e peso. Na superfície do corte podem ser visíveis nódulos de textura semelhante com uma superfície carnuda e gelatinosa que pode libertar coloide. Hemorragia, cicatrizes centrais, pseudocápsulas fibrosas, alterações císticas, calcificação e criação de osso metaplásico são exemplos de alterações degenerativas (Adair, 2006).

Existe uma grande diversidade de aparências à microescala. Certos nódulos são constituídos por folículos enormes rodeados por epitélio achatado; os nódulos hiperplásicos e altamente celulares são constituídos total ou maioritariamente por células de Hurthle. Em certos folículos, estão presentes projecções papilares viradas para o lúmen do folículo cístico; esta caraterística pode ser confundida com cancro papilar. A rutura do folículo resulta numa resposta granulomatosa ao coloide, caracterizada pelo desenvolvimento de células grandes semelhantes a corpos estranhos e histiócitos. São frequentes pontos focais de calcificação, trabeculação fibrosa grosseira e áreas de hemorragia recente e passada. Raramente é observada metaplasia óssea. Na periferia, pode haver vasos sanguíneos significativamente mais espessos com meio calcificado (Rosai, 2011).
Com base em determinados critérios, um nódulo adenomatoso dominante pode ser distinguido de casos de hiperplasia nodular e de adenomas genuínos no diagnóstico diferencial. O adenoma é frequentemente solitário,

totalmente encapsulado, distinto do parênquima residual, comprimindo o tecido circundante e, na sua maioria, constituído por folículos mais pequenos do que os observados numa glândula normal. A hiperplasia nodular é caracterizada por uma lesão quase sempre com muitos nódulos, encapsulamento inadequado, tamanho folicular variável, com alguns ou todos os folículos maiores do que os da glândula circundante e sem compressão do parênquima. Enquanto os adenomas foliculares são monoclonais, as lesões de hiperplasia nodular são policlonais (Rosai, 2011). O aspirado é de baixa a moderada celularidade em termos de citologia. As células foliculares formam macrofolículos e lâminas em favo de mel bidimensionais. Encontram-se misturados pequenos aglomerados de macrófagos carregados de hemossiderina, histiócitos espumosos e células de Hurthle com atipia variável. De acordo com Humphrey et al. (2008), o coloide é frequentemente numeroso, o coloide aquoso cria uma camada fina com fissuras lineares distintivas esporádicas e o coloide denso forma bolhas roxas profundas com bordos afiados.

Nódulo hiperplásico papilar solitário da glândula tiroide:

Em crianças e adolescentes, são comuns os nódulos hiperplásicos papilares solitários. Em termos de anatomia macroscópica, as lesões são encapsuladas e frequentemente exibem cisstificação central, em que as pontas das papilas apontam para o centro do quisto. Alguns casos, nomeadamente os que apresentam células oncocíticas, mostram sulcos intranucleares e buracos nucleares pouco desenvolvidos, embora a maioria destes nódulos não apresente as características nucleares do carcinoma papilar. O padrão da cromatina é uniforme, os nucléolos são conspícuos e as células são esféricas. Apesar destas modificações, a forma das papilas e as características citológicas nucleares permitem o diagnóstico benigno destas lesões (Baloch e LiVolsi 2006).

As características citológicas primárias de um nódulo hiperplásico são células de Hurthle desprovidas de microfolículos e células foliculares normais. As alterações degenerativas ou sobreposições nucleares são tipicamente indetectáveis. Na maioria dos nódulos hiperplásicos, podem ocasionalmente ser observados sulcos nucleares. Esteja atento ao carcinoma papilar se existirem muitas células com sulcos (Tsui, 2008).

Hiperplasia das células C (CCH):

De acordo com Guyetant et al. (2003), a CCH é definida como mais de 50 células positivas para calcitonina detectadas em três campos de baixa potência (ampliação de 100×). É possível identificar o padrão de crescimento de três formas diferentes de CCH: A CCH focal corresponde a um padrão de proliferação segmentar no interior da tiroide. Um colar intrafolicular circunferencial formado pela proliferação de células C que força as células foliculares para o lúmen é indicativo de CCH difusa. Quando os aglomerados de células C destroem totalmente o lúmen folicular, identifica-se a CCH nodular (Borda et al., 2004). As características das células C caracterizam um tipo específico de CCH conhecido como CCH neoplásica.

As células C malignas desenvolvem-se frequentemente numa forma nodular e apresentam pleomorfismo nuclear e atipia citológica ligeira a moderada, tal como as do carcinoma medular invasivo (CM). Como resultado, diferem morfologicamente das células foliculares e podem ser identificadas utilizando colorações padrão como H&E. Tanto em doentes do sexo masculino como do sexo feminino, o CCH neoplásico é visto como um precursor do CM (Guyetant et al., 2003).

Lesões neoplásicas da glândula tiroide

Epidemiologia da neoplasia da tiroide:

Embora as neoplasias da tiroide representem apenas 1% de todos os casos de cancro, são o cancro do sistema endócrino mais prevalente. De acordo com Tai et al. (2003), as taxas de incidência para homens e mulheres variam globalmente entre 0,0008% e 0,005% e 0,0019% e 0,019%, respetivamente. O cancro da tiroide é o cancro que está a crescer mais rapidamente tanto nos homens como nas mulheres, de acordo com os dados do SEER sobre o cancro. Isto deve-se ao facto de melhores técnicas de diagnóstico que identificam tumores minúsculos terem feito com que a taxa de incidência do cancro da tiroide aumentasse drasticamente desde meados da década de 1990. Desde 1983, a taxa de mortalidade por cancro da tiroide tem vindo a aumentar de forma constante nos homens e marginalmente nas mulheres (Sprague et al., 2008 e Altekruse et al., 2010).

A idade média do diagnóstico é de 49 anos e afecta pessoas jovens e de meia-idade (25 a 65 anos). As estatísticas do SEER sobre o cancro mostram que 1,8% dos casos foram diagnosticados antes dos 20 anos, 16,3% entre os 20 e os 34 anos, 21,5% entre os 35 e os 44 anos, 24,1% entre os 45 e os 54 anos, 17,6% entre os 55 e os 64 anos, 11,2% entre os 65 e os 74 anos, 6,1% entre os 75 e os 84 anos e 1,4% depois dos 85 anos. Os nódulos frios da tiroide são mais frequentes nas mulheres, que são afectadas quatro vezes mais do que os homens. Por razões pouco claras, afecta mais frequentemente os americanos brancos do que os americanos negros (Morris et al., 2008 e Alterkruse et al., 2010).

As neoplasias benignas ou malignas da tiroide são raras nas crianças, mas, ao longo do século XX, a sua incidência aumentou rapidamente devido à radiação ionizante proveniente da radioterapia recebida para doenças benignas, bem como de fontes ambientais como testes nucleares e acidentes (Vasko et al., 2007).

Apresentação clínica:

O sinal mais típico do cancro da tiroide é um nódulo único, palpável e indolor na tiroide. A maioria destes nódulos é encontrada pelos doentes ou pelos médicos quando palpam o pescoço por rotina. Cerca de 4-7% da população em geral tem nódulos palpáveis da tiroide, a maioria dos quais são doenças benignas. Os nódulos cancerosos da tiroide causam frequentemente pouco desconforto. O aparecimento abrupto de desconforto está mais ligado a uma doença benigna do que maligna, como uma hemorragia num quisto benigno ou uma tiroidite viral subaguda. A paralisia das pregas vocais e o envolvimento do nervo laríngeo recorrente são sugeridos pela rouquidão. A disfagia pode indicar um impacto no sistema digestivo. As palpitações e a intolerância ao calor são sinais de nódulos de funcionamento independente (Sharma et al., 2012).

Os doentes com cancro medular da tiroide podem apresentar uma variedade de perturbações paraneoplásicas, como a síndrome carcinoide ou a síndrome de Cushing, embora estas sejam raras. Os doentes com metástases sistémicas também podem apresentar diarreia, desconforto gastrointestinal, iterícia e, em casos raros, dor óssea. (2012) Konstantakos et al.

Classificação dos tumores da tiroide

As neoplasias diferenciadas e indiferenciadas são dois tipos de tumores da tiroide. Os tumores diferenciados benignos ou malignos podem surgir dos tirócitos, como o adenoma folicular, o carcinoma papilar e o carcinoma folicular, enquanto o cancro medular provém das células C ou parafoliculares. Os tumores indiferenciados contêm o carcinoma anaplásico (Taccaliti e Boscaro, 2009).

Os carcinomas escamosos e mucoepidermóides são exemplos de formas tumorais invulgares que são tratadas de forma independente, uma vez que não podem ser classificadas como subcategorias de um dos tipos principais. Devido à relevância clínica dos carcinomas pouco diferenciados, que podem ou não apresentar sinais de desdiferenciação dos carcinomas papilares ou foliculares, é essencial tratá-los como tipos de tumores distintos. De forma semelhante, os carcinomas mistos de células medulares e foliculares ainda têm de ser classificados separadamente devido à sua histogénese pouco clara. DeLellis e Williams (2004) preferiram que os tumores oncocíticos da tiroide, que são tipicamente considerados como fazendo parte da "família folicular" das neoplasias da tiroide, fossem classificados como uma entidade distinta devido à evidência de que exibem características genéticas distintas, que podem manifestar-se como lesões múltiplas com o mesmo fenótipo e que podem ser herdados, exibindo novamente o mesmo fenótipo.

Adenomas da tiroide

De acordo com Vassko et al. (2004), um adenoma folicular é um tumor epitelial benigno da tiroide que apresenta uma diferenciação das células foliculares, mas que não possui as características nucleares dos tumores malignos papilares nem a capacidade de invasão do carcinoma folicular.

Em regiões com baixos níveis de iodo, os adenomas são frequentemente observados como um componente do bócio nodular. Podem também ter um papel na dishormonogénese e nos bócios nodulares da síndrome de Cowden. Existem mais provas que apoiam uma ligação à radiação. Embora o carcinoma folicular seja inquestionavelmente uma neoplasia, tem-se debatido se o adenoma folicular é uma lesão hiperplásica ou neoplásica. Foi demonstrado que até 60% das lesões no bócio multinodular são monoclonais, o que constitui a base biológica para distinguir os nódulos hiperplásicos dos adenomas. Os adenomas foliculares afectam mais frequentemente as mulheres do que os homens, no entanto, os homens têm maior probabilidade de evoluir para uma doença maligna após o diagnóstico da doença (Liska et al., 2005).

A maioria dos indivíduos tem um nódulo da tiroide que está presente há vários anos. O chamado adenoma tóxico, que provoca hipertiroidismo, não apresenta frequentemente captação nos exames de iodo (nódulos frios); no entanto, em casos raros, pode existir (nódulos quentes) (Corvilain, 2003).

Características brutas:

Normalmente, um adenoma folicular é um nódulo único, redondo ou oval, envolto numa cápsula fina. O seu diâmetro varia entre menos de 1 cm e mais de 10 cm. Normalmente de cor bronzeada carnuda a castanha clara, a superfície cortada pode ocasionalmente ter um aspeto brilhante. Podem ocorrer alterações secundárias como hemorragia e degenerescência quística. Em raras ocasiões, o adenoma folicular pode desenvolver-se num contexto de hiperplasia nodular. O tumor pode ser identificado a partir de nódulos de fundo (colóides ou hiperplásicos) pelo seu aspeto carnudo e encapsulamento (Liska et al., 2005).

Características microscópicas:

A cápsula fibrosa que envolve os adenomas foliculares varia em espessura. Os padrões em que as células estão organizadas incluem sólido, trabecular, insular, organoide, microfolicular (fetal), macrofolicular (coloide) e normofolicular (simples). Não existe qualquer relevância clínica para estes padrões. A quantidade de coloide varia. Tipicamente, os folículos têm um único desenho arquitetónico dominante e são homogéneos na aparência.

As células têm limites celulares distintos e variam em forma de cuboidal a colunar baixa. São um pouco maiores, embora a relação entre o núcleo e o citoplasma seja pequena. Os núcleos estão alinhados de forma sistemática ao longo da superfície basal da célula. O citoplasma circunda núcleos redondos e regulares com uma distribuição grosseira a pesada da cromatina nuclear, e pode ser esinófilo, oncocítico, anfófilo, granular ou transparente. Os nucléolos são claramente visíveis. Embora visível, o pleomorfismo nuclear é frequentemente focalizado. As figuras mitóticas são discretas (chan et al., 2004).

Citologia:

Não existe um grau de fiabilidade ou repetibilidade na diferenciação entre um nódulo adenomatóide celular ou dominante, adenoma folicular e cancro folicular utilizando esfregaços de PAAF. Caracterizadas por células homogéneas e monótonas que diferem pouco umas das outras e por grupos sinciciais com uma disposição microfolicular num esfregaço celular com celularidade aumentada em relação à quantidade de coloide, estas características são sugestivas de um tumor. Os agrupamentos de seis a doze núcleos num pequeno anel, ocasionalmente com um ponto central de coloide, constituem os microfolículos. Semelhante a um nódulo adenomatóide, os adenomas macrofoliculares exibem coloide abundante com células foliculares empilhadas em folhas monocamadas (Ko et al., 2003).

Variantes do adenoma folicular da tiroide:

Variante oncocítica (adenoma de células de Hurthle):

Distingue-se por uma cor castanha mogno grotesca, por vezes com cicatrizes localizadas no centro. São especialmente vulneráveis ao enfarte, que pode ocorrer por si só ou na sequência de uma PAAF. As células tumorais apresentam núcleos grandes e abertos com nucléolos proeminentes e uma abundância de citoplasma eosinofílico granular. Os adenomas foliculares oncocíticos podem apresentar uma variedade de padrões arquitectónicos, desde folículos bem formados a um desenvolvimento trabecular sólido, semelhante a outros adenomas foliculares da tiroide (chan et al., 2004). A observação focalizada revela estruturas papilares. O carcinoma papilar oncocítico deve ocasionalmente ser excluído devido a uma arquitetura quase papilar, o que depende da comprovação da ausência de critérios nucleares para o diagnóstico de carcinoma papilar (Mai et al., 2005).

Adenoma trabecular hialinizante:

Trata-se de um tumor pouco frequente que é claramente mais comum nas mulheres. A sua superfície uniformemente cortada apresenta lobulações subtis, estrias brancas esporádicas e um toque de amarelo. O padrão de desenvolvimento do tumor é trabecular-alveolar, consistindo em células fusiformes, poligonais, de tamanho médio a grande, com citoplasma grosseiramente granular, acidófilo ou transparente. Existe uma substância hialina (PAS-positiva) na membrana basal. Nos núcleos observam-se pequenos nucléolos e sulcos visíveis com pseudoinclusões citoplasmáticas. Adicionalmente observados e considerados um marcador útil deste tipo de tumor são os corpos citoplasmáticos paranucleares com uma tonalidade amarela ténue (Baloch et al., 2006).

Variante de células claras:

Para ser diagnosticado, este tumor tem de ser constituído maioritariamente por células com citoplasma visível. O aumento das mitocôndrias, a acumulação de lípidos ou glicogénio, ou a deposição intracelular de tiroglobulina podem causar o citoplasma transparente. De acordo com Chan et al. (2004), os núcleos são hipercromáticos e tipicamente localizados no centro.

Adenoma atípico:

Esta frase descreve as neoplasias foliculares que, na amostra, não apresentam sinais de invasão vascular e capsular, mas que, em vez disso, apresentam elevada celularidade, mitose invulgar, atipia nuclear ou padrões histológicos pouco comuns (por exemplo, fascículos de células fusiformes). Na realidade, qualquer adenoma que pareça preocupante é referido como um adenoma atípico (Vasko et al., 2004). A hipótese de o adenoma atípico poder ser um precursor do carcinoma anaplásico da tiroide é apoiada pela presença da mutação do p53 nas células invulgares do adenoma atípico (Tzen et al., 2003).

Adenoma tóxico:

A causa dos sintomas de hipertiroidismo é um adenoma hiperfuncionante. Pode haver projecções papilares intraluminais nos folículos. Quando se realiza um exame radioativo, o tumor manifesta-se como um nódulo quente e está ligado a alterações activadoras do recetor de TSH (Fagin, 2005).

Adenoma folicular mucinoso:

A mucina extracelular acumula-se em grandes quantidades e é frequentemente acompanhada por um padrão de desenvolvimento microcístico, reticular ou multicístico. Além disso, pode ocorrer uma alteração das células em anel de sinete. No entanto, várias regiões do tumor exibem características indicativas de neoplasia folicular (chan et al., 2004).

Adenoma folicular com núcleos bizarros:

Num adenoma folicular aparentemente normal, caracteriza-se pela presença de células tumorais monstruosas solitárias ou em pequenos grupos, com núcleos hipercromáticos aumentados (chan et al., 2004).

Carcinomas da tiroide

Carcinoma papilar da tiroide (PTC)

Epidemiologia:

Com 94,5% de todos os tumores malignos endócrinos, é o tipo de cancro endócrino mais prevalente (Carling e Udelsman, 2008). O PTC representa 75-85% dos casos de cancro da tiroide e é o tumor maligno mais frequente

(Carling e Udelsman, 2008 e Jemal et al., 2008).

De acordo com dados sobre o cancro, a incidência de PTC tem aumentado a nível mundial. Nos Estados Unidos, por exemplo, foram diagnosticados 10 000 casos em 1989 e foram estimados 22 000 casos em 2004 (LiVolsi et al., 2004). De acordo com Jemal et al. (2008), registaram-se cerca de 28 000 casos em 2008. Estes resultados estão de acordo com as conclusões de Davies e Welch (2006) e Enewold et al. (2009), que referiram que o diagnóstico de pequenos PTC (menos de 2 cm) foi responsável pela maior parte do aumento da incidência do cancro da tiroide. No entanto, Enewold et al. (2009) também observaram aumentos estatisticamente significativos nas taxas de incidência de PTC com mais de 5 cm. Além disso, tem-se registado um aumento da frequência de metástases à distância e regionais ao longo do tempo.

Embora não se possa tirar esta conclusão com toda a certeza, parece que a vigilância médica e a melhor identificação da doença são responsáveis pelo crescimento da incidência de PTC com base nos dados disponíveis (Davies e Welch, 2006). A crescente prevalência do CPT pode ser causada por diversas variáveis etiológicas (ambientais), para além do aumento da atividade de diagnóstico (Enewold et al., 2009 e Iraeta et al., 2009). De acordo com uma série realizada no Centro de Cancro de Tanta, no Egipto, entre 2000 e 2002, pensa-se que 1,5% de todos os casos malignos no Egipto tenham sido de cancro da tiroide. O CPT representa 59,6% das neoplasias malignas da glândula tiroide, sendo o tipo mais prevalente (Abd El-Bar et al., 2007).

De acordo com dados publicados de outra série realizada no National Cancer Institute (NCI) em 2003-2004, a incidência estimada de tumores malignos da glândula tiroide representa 65,3% de todos os tumores malignos endócrinos e 1,48% de todas as neoplasias malignas em geral. O CPT representa 67,59% das neoplasias malignas da glândula tiroide, sendo o tipo mais prevalente (Mokhtar et al., 2007). A maioria dos tumores surge em adultos entre os 20 e os 50 anos, com uma proporção de 4:1 entre homens e mulheres. A predominância feminina torna-se menos notória à medida que as pessoas envelhecem. Os PTC são o cancro da tiroide mais prevalente nas crianças, embora sejam pouco frequentes até aos 15 anos (LiVolsi et al., 2004).

Factores de risco:

Pensa-se que cerca de 9% dos casos de cancro da tiroide estão relacionados com a radiação. De acordo com Figge et al. (2006), os PTC bem diferenciados representam a maioria dos carcinomas da tiroide induzidos por radiação. Estes tumores apresentam tipicamente disseminação extratiroideia e envolvimento bilateral, mas as suas taxas de recorrência e de mortalidade são comparáveis às dos tumores em indivíduos que não foram expostos a radiações. Os doentes adultos que recebem iodo-131 para diagnóstico de exames da tiroide não apresentam um risco elevado de PTC (Dickman et al., 2003). Nos casos de hipertiroidismo, o iodo-131 terapêutico está associado a um risco muito reduzido de crescimento tumoral (Carling e Udelsman, 2008).

O consumo elevado de iodo parece ser um fator de risco substancial para a mutação do protooncogene BRAF da glândula tiroide, que é uma alteração genética prevalente no CPT, de acordo com Haixia et al. (2009). Como resultado, uma dieta rica em iodo pode aumentar o risco de CPT. De acordo com Baloch e Li Volsi (2006), há uma sugestão de que os indivíduos com tiroidite de Hashimoto e tiroidite linfocítica crónica têm uma maior incidência de CPT em comparação com a população em geral.

Na sua investigação sobre a possível relação entre a tiroidite de Hashimoto e o CPT no sexo feminino, Repplinger et al. (2008) verificaram que existe uma maior probabilidade de adquirir CPT nas pessoas com tiroidite de Hashimoto. O CPT é 30% mais comum em pacientes do sexo feminino com tireoidite de Hashimoto submetidas à tireoidectomia. Por conseguinte, os indivíduos com tiroidite de Hashimoto podem beneficiar de uma monitorização mais frequente do CPT, especialmente se forem mulheres.

Características clínicas:

O PTC apresenta-se de várias formas clínicas. Manifesta-se frequentemente como linfadenopatia cervical ou como um nódulo da tiroide encontrado acidentalmente ou durante um exame normal. É bastante invulgar descobrir metástases à distância como a principal apresentação (Al-Brahim e Asa, 2006).

Características brutas:

O tumor apresenta-se como um nódulo que pode ter cápsulas à sua volta. É duro, cinzento-esbranquiçado e tem limites irregulares, embora esteja frequentemente confinado. Pode ser misto, totalmente cístico ou totalmente sólido. Quando presente, a calcificação resulta numa superfície de corte rugosa. Pode observar a expansão capsular extratiroideia. É raro ver focos de necrose grave e hemorragia (William et al., 2008).

Características microscópicas:

O PTC é descrito como um tumor epitelial maligno com características nucleares características e desenvolvimento de células foliculares (LiVolsi et al., 2004). No PTC típico (clássico) estão presentes muitas papilas genuínas, que são frequentemente complexas, ramificadas e orientadas de forma aleatória. O núcleo fibrovascular de cada papila é coberto por uma célula cuboidal a colunar baixa, única ou em camadas (maior do que as células foliculares típicas), com polaridade interrompida e citoplasma pálido a eosinofílico. De acordo com Oertel e Oertel (2006), o estroma das papilas pode ser hialinizado ou edematoso.

Relativamente à arquitetura, existe uma variedade de padrões de crescimento que incluem corpos de psamoma, folículos alongados e retorcidos, papilas complicadas com núcleos fibrovasculares, crescimento invasivo, coloide esinofílico brilhante, esclerose intratumoral, cristais e células gigantes em coloide. Uma vez que a arquitetura papilar também pode ser observada noutras lesões, incluindo hiperplasia difusa tratada e nódulos adenomatóides, não é um diagnóstico fiável para o CPT (William et al., 2008).

O aumento da relação entre o núcleo e o citoplasma, a sobreposição e aglomeração nuclear, a perda de polaridade, os contornos nucleares irregulares e os sulcos nucleares são características das células cancerosas papilares da tiroide de maiores dimensões. Os núcleos têm núcleos em vidro despolido, órfãos de Annie, que são núcleos de cromatina pálida ligados a inclusões citoplasmáticas intranucleares. Quando presentes, os nucléolos são minúsculos e quase imperceptíveis. Existe variabilidade no citoplasma (Rezk et al., 2004).

Vários tumores e várias secções do mesmo tumor têm propriedades nucleares variadas em termos de quantidade e grau (Oertel e Oertel, 2006). No entanto, estas características nucleares são necessárias para o diagnóstico do CPT e devem ser observadas numa quantidade considerável do tumor (LiVolsi et al., 2004). Após a aspiração com agulha fina, a metaplasia escamosa, o desenvolvimento de quistos, a degeneração e o enfarte são resultados frequentes (Thompson, 2006). O PTC pode ter células fusiformes de aspeto brando com cromatina fina, nucléolos nebulosos, pouca mitose e pouca inflamação. Esta condição é conhecida como metaplasia de células fusiformes. Embora os cancros infiltrativos de grau baixo a intermédio possam ter um comportamento agressivo, na maioria das vezes são indolentes (não infiltrativos). A reatividade da tiroglobulina foi observada em imunocolorações, sugerindo uma origem folicular (Brandwein-Gensler et al., 2004).

Citologia do PTC:

As aspirações por agulha fina são nitidamente celulares e são normalmente utilizadas para fins de diagnóstico. As células têm uma forma cuboidal, sulcos nucleares, núcleos expandidos e sobrepostos e inclusões citoplasmáticas intranucleares. A cromatina é pulverulenta. Estão agrupadas em placas e papilas monocamadas. Não há muitos colóides. Em raras ocasiões, são observadas células gigantes multinucleadas e corpos de psammoma. Em comparação com o material seco ao ar, estas características são mais visíveis nas preparações de Papanicolau conservadas em álcool (Baloch e Livolsi, 2008).

A citologia do carcinoma papilar divide-se em: 1. Indiscriminado de cancro papilar da tiroide, com sulcos nucleares ou inclusões generalizadas, formas papilares e ausência de coloide (Mittendorf et al., 2006). 2. Intermédio para o cancro papilar da tiroide, exibindo algumas características mas sem inclusões intranucleares, cromatina pálida e uma expansão nuclear notável (Renshaw et al., 2006). 3. Se um material benigno apresentar sulcos nucleares ou inclusões intranucleares, é muito provável que não se trate de cancro papilar da tiroide. De acordo com Kumagai et al. (2007), a adição da análise BRAF pode ser útil.

Variantes histopatológicas do PTC:

Variante folicular do PTC (FVPTC):

Caracteriza-se por uma arquitetura folicular com características nucleares de cancro papilar. Devido à sua frequente circunscrição completa, estes tumores são por vezes erradamente identificados como adenoma folicular. Dado que os carcinomas papilares têm a capacidade de se disseminarem metastaticamente, esta diferenciação é crucial. Mas a natureza delicada das características nucleares pode resultar numa ampla gama de variância intra-observador e em flutuações no limiar de diagnóstico (Lloyd et al., 2004).

A hipereosinofilia de coloide com recorte periférico, as células grandes multinucleadas intrafoliculares e os corpos de psamoma pouco comuns estão entre os marcadores que podem ser utilizados para diagnosticar esta variação (Al- Brahim e Asa, 2006).

Variante macrofolicular:

Este é provavelmente o tipo menos comum de PTC. Devido ao elevado nível de atividade secretora do tumor, os macrofolículos constituem a maioria ou a totalidade da sua composição. Como a maioria desses tumores é encapsulada, eles são freqüentemente confundidos com nódulos coloidais ou hiperplásicos, doença de Graves ou adenoma macrofolicular. Além disso, o coloide apresenta frequentemente vacuolização periférica e células com núcleos hipercromáticos delimitam muitos dos macrofolículos. No entanto, alguns folículos são delimitados por sulcos e pseudoinclusões característicos do PTC, bem como por núcleos grandes e transparentes. Existe uma baixa taxa de metástases linfonodais neste tipo. De acordo com Lugli et al. (2004), as metástases preservam frequentemente a arquitetura macrofolicular do tumor original.

Variante oncocítica:

Um subtipo extremamente invulgar de PTC é a forma oncocítica (Koseoglu e Filiz, 2006). Quando mais de 70% do tumor era constituído por citoplasma granular oncocítico e a arquitetura era papilar ou folicular, as variações oncocíticas eram identificadas (Park et al., 2009). É vital diferenciar a forma oncocítica do CPT de outros nódulos da tiroide que exibem comportamento oncocítico e diferem na biologia. O carcinoma papilar de células de Hurthle é a entidade mais significativa. Difere do PTC nas suas propriedades nucleares, sendo principalmente esférico, com um padrão de cromatina vesicular e um grande nucléolo posicionado no centro. As condições frequentemente observadas incluem hipercromasia focal, binucleação e atipia nuclear significativa (Sobrinho Simões et al., 2004; Koseoglu e Filiz, 2006).

Microcarcinoma papilar:

Nas autópsias, representa 1-36 por cento. Qualquer variação de carcinoma papilar com menos de um centímetro é tratada com ele. Deve ser utilizado exclusivamente nos casos em que o tumor é descoberto involuntariamente numa glândula tiroide que foi excisada para outros fins (Piersanti et al., 2003). Em 12% dos casos, foi detectado envolvimento nodal. Em 12% dos casos, foram descobertas metástases de tecidos moles no pescoço. De acordo com Copacic et al. (2006), apresenta frequentemente multifocalidade ou invasão capsular, mas raramente, ou mesmo nunca, metástases à distância. A maioria dos carcinomas papilares microscópicos tem um tamanho inferior a 2 mm, não tem significado clínico e tem resultados semelhantes aos da população em geral. Consequentemente, para tumores tão pequenos, não é necessário qualquer tratamento adicional (Grodski e Delbridge, 2009).

Variante encapsulada:

Dez a vinte por cento dos PTCs que não são microcarcinomas são da forma encapsulada. Os PTC que estão completamente envoltos numa cápsula são conhecidos como a variedade encapsulada. Tem um aspeto desagradável, como um adenoma com uma cápsula fina a espessa. São possíveis tumores císticos. As propriedades nucleares e arquitecturais são microscopicamente idênticas às do PTC convencional. Pode haver invasão capsular localizada em algumas dessas lesões. É importante diferenciar esta variação do nódulo hiperplásico que tem frondes papilares ou pseudopapilares na parede e degeneração cística do núcleo (Oertel & Oertel, 2006 e Rosai, 2011).

Em comparação com a maioria das outras formas de CPT, esta variante tem um melhor prognóstico. Não ocorrem metástases à distância, apesar da possibilidade de ainda estar associada a metástases nodais (embora com uma incidência inferior à de outros tipos) (Sheils, 2005 e Brown et al., 2006).

Variante folicular encapsulada:

É descrita como uma neoplasia folicular encapsulada que tem características nucleares semelhantes às do carcinoma papilar. Em comparação com a versão folicular não encapsulada, tem um prognóstico superior (Liu et al., 2006).

Variante sólida:

Em muitos PTCs, observa-se uma tendência de crescimento consistente. Uma variedade sólida de PTC pode ser diagnosticada quando o crescimento sólido representa mais de 50% da massa tumoral (Baloch & Livolsi, 2004). Folhas sólidas de células tumorais com características nucleares típicas do CPT definem essa variação. De acordo com Helis

(2005), a invasão vascular e a extensão extra-tiroideia são observadas em cerca de 30% destes tumores. É importante distinguir esta variante do cancro da glândula tiroide pouco diferenciado, mais agressivo, que apresenta necrose, atividade mitótica e hipercromasia nuclear (deMatos, 2008).

O prognóstico é discutível, pois Basu et al. (2003) mostraram que essa variação pode ser um sinal de um curso clínico grave. De Matos (2008) afirmou que o prognóstico para a versão sólida é comparável ao do PTC padrão.

Variante morular cribriforme (CMV):

Este tumor é classificado como uma entidade separada em alguns métodos de categorização, mas como uma variação do PTC noutros (LiVolsi et al., 2004). Normalmente, os indivíduos com polipose adenomatosa familiar desenvolvem esta neoplasia maligna. Os tumores neste contexto são frequentemente multifocais e afectam sobretudo mulheres jovens. Raramente surge uma contraparte única e ocasional (Tomoda et al., 2004).

Esta lesão é bem circunscrita e encapsulada. O seu padrão cribriforme único, a arquitetura papilar focal, as regiões de células sólidas e fusiformes e as mórulas são as suas características microscópicas. Sem pontes celulares ou queratinização, o aspeto molecular é escamóide. São visíveis focos da variedade de células altas e colunares. Os núcleos são visíveis e apresentam sulcos na parte anterior. Por outro lado, a maioria dos núcleos parece hipercromática. De acordo com Hirokawa et al. (2004) e Chikkamuniyappa e Igindar (2004), a invasão vascular e capsular são ocorrências frequentes. De acordo com de Matos (2008), não há diferença prognóstica entre o PTC clássico e o CMV.

Variante de células altas (TCV):

Os doentes com mais de 60 anos têm maior probabilidade de o ter, com uma percentagem mais elevada de homens. Observa-se uma extensão extra-tiroideia e o tumor mede frequentemente mais de 5 cm (Ghossein e Livolsi, 2008).

Ao microscópio, é constituído por fibrose intratumoral e folículos paralelos alongados com pouco ou nenhum coloide. A maior parte da sua estrutura é constituída por células, cada uma das quais é pelo menos três vezes mais larga do que alta. Para que o diagnóstico seja efectuado, estas células devem constituir mais de 70% das células tumorais. De acordo com alguns relatórios, as células altas têm de constituir mais de 50% do tumor. Os sulcos nucleares e as inclusões citoplasmáticas intranucleares são mais comuns nestas células devido ao seu citoplasma tipicamente grande e granular. Os limites entre as células são bem definidos. Existe atividade mitótica e necrose. Em vez de estarem posicionados nos aspectos luminal como na variedade oncocítica, os núcleos estão expandidos no centro.

Não estão presentes mórulas escamóides, mas existe frequentemente tiroidite linfocítica e uma invasão vascular notória (Nardone et al., 2003 e Ghossein e Livolsi, 2008). Todos concordam que o VCT tem maior probabilidade de causar mortalidade, metástases à distância e recorrência local do que o PTC tradicional. De acordo com a maioria das publicações, o mau prognóstico do VCT é causado por tumores de maiores dimensões, uma maior incidência de extensão extra-tiroideia e uma idade mais avançada na apresentação (Ghossein e Livolsi, 2008).

Variante de célula colunar:

É comparável ao tipo de células altas, mas difere na medida em que tem uma estratificação celular alongada notável e um citoplasma semelhante ao do carcinoma endometrial (Al- Brahim e Asa, 2006).

Variante de células claras:

Esta variação é extremamente rara e consiste maioritariamente em células com citoplasma transparente. Podem existir sobretudo padrões papilares ou foliculares. Ocasionalmente, podem ser encontradas células oncocíticas e transparentes em conjunto, uma vez que a transparência é o resultado da morte das células oncocíticas (LiVolsi et al., 2004). Não existe qualquer relevância prognóstica para esta variação. Mas pode ser difícil identificar este tipo de PTC em localizações metastáticas, particularmente se não for utilizada a imunocoloração com tiroglobulina e TTF-1 (LiVolsi et al., 2004 e Oertel e Oertel, 2006).

Carcinoma papilar com estroma semelhante a fasciite:

Uma caraterística do PTC tradicional é um estroma desmoplásico. No entanto, foram documentados alguns casos de PTC com respostas fibrosas invulgares do estroma que se assemelham a fasciite nodular ou fibromatose (LiVolsi et al, 2004).

A resposta do estroma do tumor pode ser proeminente, o que pode dificultar a aspiração do componente epitelial neoplásico e ocultá-lo. A importância da identificação deste tipo de PTC advém também do facto de não dever ser confundido com uma lesão inflamatória fibrosante benigna como a tiroidite de Riedel, nem com neoplasias fusocelulares altamente malignas como o carcinoma anaplásico de células fusiformes e gigantes, o carcinossarcoma ou o sarcoma (Albores-Saavedra e Wu, 2006 e Leal et al, 2008). De acordo com Leal et al. (2008), a atividade biológica desta forma pouco comum de PTC parece ser idêntica à da variedade comum.

Carcinoma papilar com carcinoma de células fusiformes e gigantes:

Trata-se de uma variedade pouco comum. Este tipo apresenta células fusiformes ou uma pequena quantidade de cancro papilar indiferenciado. De acordo com Livolsi et al. (2004), o tumor deve ser rotulado como carcinoma indiferenciado se estes elementos forem predominantes.

Carcinoma papilar e medular combinados:

LiVolsi et al. (2004) descrevem o cancro da tiroide papilar e medular combinado ou misto como um tipo único de tumor da tiroide, em que o carcinoma papilar constitui frequentemente um pequeno componente (<25%). Muitos investigadores acreditam que os carcinomas papilares e medulares combinados derivam de uma célula estaminal comum não comprometida que é capaz de se diferenciar em componentes tumorais com características morfológicas e imunohistoquímicas tanto do CPT como do carcinoma medular. No entanto, a histogénese destes tumores é controversa. Outra teoria é que tanto as células estaminais progenitoras foliculares como as células c sofrem uma transformação simultânea como resultado de uma ativação oncogénica partilhada (Nangue et al., 2009).

Difusão da PTC:

Devido à propensão do PTC para se disseminar para os canais linfáticos, as metástases linfonodais regionais são descobertas entre 30% e 65% das vezes no momento do diagnóstico inicial (Leboulleux et al., 2005), e podem ser a manifestação inicial da doença (Rosai, 2011). Os PTCs têm o potencial de exibir extensão extratiroideia direta para a traqueia, esófago, laringe e gordura peritiroideia (Carling e Udelsman, 2008).Embora as metástases transmitidas pelo sangue sejam raras (5%), ocorrem mais frequentemente no pulmão e no osso (Rosai, 2011).

Prognóstico do PTC:

Com uma taxa de sobrevivência de 20 anos de quase 98% dos doentes, tem um excelente prognóstico a longo prazo (Brunaud, 2008). A idade, o tamanho do tumor e a expressão do oncogene BRAF aumentam a probabilidade de envolvimento dos gânglios linfáticos (Rotstein, 2009). Foi demonstrado que os doentes com menos de 45 anos e o sexo feminino são os marcadores de prognóstico mais significativos em termos de idade e sexo. Por outro lado, os factores que têm um impacto negativo na sobrevivência incluem o tamanho do tumor superior a 4 cm, a extensão extratiroideia, a ressecção inadequada, as metástases nodais e à distância e o estádio IV (Siironen et al., 2005 e Hassel et al., 2008).

Carcinoma folicular (CF)

Epidemiologia:

É responsável por 10-15% dos casos de carcinoma da tiroide e é o segundo tumor maligno mais frequente da glândula tiroide (Thompson, 2006). O carcinoma folicular é a segunda neoplasia maligna mais prevalente da glândula tiroide no Egipto, representando 12,6% de todos os tumores malignos da tiroide, de acordo com um estudo realizado no Tanta Cancer Center entre 2000 e 2002 (Abd El-Bar et al., 2007). De acordo com dados publicados de outra série realizada no Egipto no National Cancer Institute (NCI) em 2003-2004, a incidência estimada de carcinoma folicular da tiroide representa 17,24% de todos os tumores malignos da tiroide (Mokhtar et al., 2007).

Factores de risco:

As áreas com deficiência de iodo registaram uma maior incidência de carcinoma folicular. Com uma idade média de 50 anos, as mulheres são afectadas mais frequentemente do que os homens (Cheng et al., 2006).

Características clínicas:

A forma mais típica de manifestação do CF é como lesões de massa intra-tiroideia assintomáticas, que são frequentemente maiores do que o PTC no início. Menos de 5% dos casos na maioria das séries foram documentados como tendo linfadenopatia ipsilateral, o que é muito menos comum do que o observado em doentes com PTC. A disfagia, a dispneia e a rouquidão são pouco frequentes na altura da apresentação e podem ocorrer em indivíduos com carcinomas foliculares amplamente invasivos. Está documentado que até 20% dos doentes têm metástases à distância na apresentação, sendo os pulmões e o osso os locais mais frequentemente envolvidos (Sobrinho Simões et al., 2004).

Características brutas:

Normalmente, os CFs são massas isoladas, bem definidas e envoltas numa cápsula de espessura variável que as separa do parênquima não afetado. A área cortada incha frequentemente e tem um aspeto pálido a castanho, embora os tumores muito invasivos apresentem frequentemente hemorragia e necrose. Os tumores oncocíticos são um pouco maiores do que os outros tumores, sendo que a maioria dos tumores tem menos de 5 cm. Raramente apresentam vários focos (William et al., 2008).

Classificação:

O CF pode ser separado em variantes extensivamente invasivas e minimamente invasivas com base no nível de invasividade (Rosai, 2011). O parênquima e as artérias da tiroide circundantes apresentam uma invasão macroscópica ou uma infiltração microscópica generalizada num cancro folicular amplamente invasivo. Por outro lado, uma neoplasia folicular minimamente invasiva é aquela que exibe invasão capsular ou invasão de vasos dentro ou perto da cápsula, e tem um prognóstico favorável a longo prazo (Anderson e McLaren, 2003).

Características microscópicas:

Os CFs têm uma variedade de morfologias no que respeita à histologia, desde folículos minúsculos a folículos de tamanho médio com padrões de desenvolvimento coloidais a trabeculares ou sólidos. Embora também possam ocorrer em CFs minimamente invasivos, estes últimos são mais comuns em CFs que são amplamente invasivos. Um CF constituído por macrofolículos é extremamente raro; se se deparar com um tumor folicular invasivo capsular e/ou vascular constituído por folículos de grandes dimensões, com ou sem coloide, deve assegurar-se que as células neoplásicas apresentam características nucleares, pois tal conduzirá muito provavelmente ao diagnóstico de (macro) variante folicular do carcinoma papilar (Sobrinho Simões et al., 2011).

De acordo com Weidner et al. (2009), a única caraterística que distingue o carcinoma folicular do adenoma folicular é a existência de invasão vascular ou capsular.

Só depois de a cápsula ter penetrado completamente no parênquima tiroideu circundante e quando as ilhas tumorais infiltrantes estiverem ligadas ao tumor primário no interior da cápsula é que se pode identificar a condição conhecida como invasão capsular (LiVolsi e Baloch, 2004). Para que a invasão vascular ocorra, é necessário que se verifiquem as duas condições seguintes:

A cápsula fibrosa deve conter ou não os vasos sanguíneos envolvidos. 2. O crescimento do tumor polipoide intravascular tem de ser coberto por endotélio; se não o for, tem de estar ligado à criação de trombo. As ilhas tumorais com espaços de retração podem ser distinguidas da invasão vascular pela ausência de revestimento endotelial. A invasão vascular não é indicada por aglomerados irregulares de tumor não endotelizado dentro de uma artéria sanguínea. Pensa-se que esta condição é causada pelo deslocamento artificial do tumor durante o corte da amostra (Weidner et al., 2009).

Citologia da CF:

De acordo com Nguyen et al. (2005), os aspirados de carcinoma folicular são frequentemente hipercelulares e incluem lençóis e aglomerados acinares de células epiteliais pleomórficas com nucléolos visíveis.

Variantes do carcinoma folicular:

Variante oncocítica: Tem uma cor castanha mogno caraterística. É propensa ao enfarte, sobretudo após a aspiração com uma agulha pequena (Montone et al., 2008).

A sua construção é idêntica à da tradicional, com pouco ou nenhum coloide, ao nível microscópico. Pode haver pseudopapilas, que se pensa serem um artefacto de fixação e processamento de tecidos. Os núcleos têm frequentemente grandes nucléolos esinófilos e são hipercromáticos e pleomórficos. Por vezes observadas no interior de colóides, estas calcificações não lamelares que se assemelham a corpos de psamoma são conhecidas como corpos de pseudopsamoma. Embora o citoplasma seja altamente granular e esinofílico, alguns tumores podem apresentar alterações celulares visíveis. O carcinoma oncocítico é classificado como localmente invasivo ou amplamente invasivo, e o diagnóstico depende da presença de invasão capsular e/ou vascular. Quando as células oncocíticas constituem mais de 75% do tumor, este é diagnosticado (Montone et al., 2008).

Variante de células claras:

O carcinoma folicular é caracterizado por uma preponderância de células claras contendo lípidos, glicogénio, mucina ou mitocôndrias dilatadas. De acordo com Sobrinho-Simoes et al. (2004), as células foliculares em anel de sinete também podem ser um componente pequeno ou substancial dos carcinomas foliculares.

Carcinoma folicular de células fusiformes puro:

Apresenta um crescimento celular puramente fusiforme, firmemente agrupado em pequenos feixes. A cromatina dos núcleos é empoeirada e arredondada a oval. Pode haver mitoses focalizadas. O cancro papilar não apresenta quaisquer sintomas. Existem densos tampões coloidais extracelulares esinofílicos, mas não estão ligados aos folículos. Numerosos locais de invasão capsular e vascular envolvem o tumor. De acordo com Giusiano-Courcambeck et al. (2008), as características imuno-histoquímicas que suportam o carcinoma folicular incluem positividade para tiroglobulina e TTF-1 e negatividade para cromogranina, calcitonina, CK19, S100, P53, P63 e baixo índice Ki67.

Prognóstico do carcinoma folicular:

Mais de 95% dos casos com carcinomas minimamente invasivos têm uma taxa de sobrevivência de 20 anos, enquanto 30% dos casos de carcinomas amplamente invasivos têm uma taxa de sobrevivência de 10 anos (Thompson, 2006). De acordo com William et al. (2008), os doentes com invasão capsular de cancro minimamente invasivo têm um melhor prognóstico do que aqueles com invasão vascular.

Epidemiologia:

Embora o carcinoma pouco diferenciado da tiroide seja uma entidade reconhecida a nível mundial, os relatórios sobre a sua incidência variam; no Japão, são notificados menos de 1% dos cancros da tiroide (Kakudo et al., 2009), enquanto na América do Norte a incidência varia entre 2-3% e 15% (Sanders et al., 2007). Estas discrepâncias podem resultar de disparidades na interpretação da histopatologia, ou podem ser reais e estar relacionadas com factores regionais (ambientais) (Asioli et al., 2010). De acordo com Ito et al. (2007), é mais prevalente em mulheres e em pacientes com mais de 50 anos de idade. Foram documentadas algumas ocorrências envolvendo crianças (Donnellan et al., 2009).

Características brutas:

Consiste num tumor firme, branco-acinzentado, com muitos focos de necrose. Tipicamente, têm uma margem intrusiva. Podem ser solitários ou multinodulares e medem frequentemente mais de 4 cm (Patel e Shaha, 2006).

Citologia:

Um diagnóstico pré-operatório inconclusivo de cancro insular da tiroide pode ser obtido por PAAF. Alta celularidade, fundo necrótico, atipia de baixo grau, trabéculas e/ou aglomerados, microfolículos, vacúolos citoplasmáticos contendo tiroglobulina e inclusões nucleares são as características típicas dos aspirados. Estas características não eram todas iguais. Este facto está de acordo com a heterogeneidade histopatológica observada nos tumores (Patel e Shaha, 2006).

Prognóstico:

A maioria das séries tem uma taxa média de sobrevivência aos 5 anos de cerca de 50%, e a maioria dos doentes morre nos primeiros anos após o diagnóstico (Sorbinho-Simoes et al., 2002). De acordo com outros relatórios, 38% dos doentes com tumores com metástases nos nódulos e no sistema hematopoiético sobrevivem durante três anos (Agha et al., 2007). De acordo com Rufini et al. (2007), os tumores com mais de 50% de componente pouco diferenciado têm um pior prognóstico do que aqueles com menos de 50%.

Carcinoma medular

É frequentemente na quinta e sexta décadas de vida que surge o cancro medular esporádico, com uma taxa de incidência ligeiramente mais elevada nas mulheres do que nos homens. A maioria dos doentes apresenta uma massa tiroideia palpável unilateral no início da doença, e 50% deles apresentam também linfadenopatia cervical. Os doentes com doenças MEN2A têm maior probabilidade de desenvolver cancro medular familiar. Estas síndromes são herdadas de forma autossómica. Os doentes apresentam frequentemente um aumento bilateral do lobo da tiroide e nódulos da tiroide multicêntricos numa idade jovem (em média, na terceira década). No caso de a MEN2B estar associada, os doentes também têm neuromas da mucosa e são mais jovens. Os carcinomas medulares que não estão ligados a MEN, mas que são, no entanto, hereditários, são menos prevalentes e manifestam-se frequentemente na mesma idade que os casos esporádicos (Etit et al., 2008).

Características brutas:

Os tumores familiares são frequentemente bilaterais, multifocais e situados no terço médio a superior de cada lobo, enquanto os tumores esporádicos são frequentemente massas unilaterais e solitárias. O tumor pode ser pequeno ou pode substituir completamente o lobo da tiroide. Embora sejam frequentemente limitados, os tumores podem infiltrar-se. A porção que foi cortada é dura, borrachosa ou amarela a rosa. As possíveis calcificações são mostradas por uma superfície de corte rugosa (Thompson, 2006).

Características microscópicas:

As células tumorais proliferam numa variedade de padrões, formando ninhos e lençóis sólidos que são divididos por um estroma fibrovascular que é altamente hialinizado. Existem também padrões trabeculares, aninhados, insulares, lobulares e organóides. As células podem ser poliédricas, fusiformes a plasmocitóides ou de forma esférica a oval. Os núcleos circulares a ovais têm uma cromatina nuclear homogénea, fina e pontilhada com uma textura de pimenta e sal. Existe algum pleomorfismo ligeiro a moderado. Um estroma fino a espesso e frágil que foi hialinizado separa as células neoplásicas. O amiloide aparece como uma birrefringência verde brilhante com polarização quando corado com vermelho Congo. De acordo com Thompson (2010), as células neoplásicas têm imunorreactividade significativa e difusa para a calcitonina, cromogranina, sinaptofisina, queratina e TTF-1. No entanto, as células não exibem imunorreactividade para a tiroglobulina.

Citologia:

Nos esfregaços de PAAF podem ser observadas células isoladas ou pequenos grupos de células pouco coesos. Não existe qualquer coloide. Por outro lado, os aglomerados ou esferas amilóides extracelulares, homogéneos, amorfos e esinofílicos (observados em aproximadamente 60% dos aspirados) podem ser confundidos com coloide. As células tumorais podem ser poligonais, fusiformes, esféricas ou ovais. Observa-se um pleomorfismo moderado juntamente com bi e multinucleação. A distribuição da cromatina é salgada e apimentada, variando de grosseira a pontilhada, e o citoplasma esinófilo é abundante, rodeando frequentemente o núcleo de forma excêntrica. Este aspeto de um plasmocitóide é realmente distinto. Não existem muitos nucléolos. É possível identificar inclusões no citoplasma intranuclear (Baloch e Livolsi, 2008).

Prognóstico:

A taxa de sobrevivência a 10 anos situa-se entre 70 e 80 por cento. Após a cirurgia, a taxa de cura é de cerca de 100% se não houver disseminação metastática. Isto é válido para os tumores que são descobertos involuntariamente aquando de um controlo da história familiar. A disseminação hematogénica é menos prevalente do que a disseminação metastática para os gânglios linfáticos cervicais. Uma doença metastática ou um nível aumentado de CEA e/ou calcitonina tornam o prognóstico mais incerto e reservado. Os indicadores de mau prognóstico incluem elevada atividade mitótica, tipo de células pequenas e talvez a frequência de perda alélica em genes supressores de tumores (Sheikh et al., 2004). Os indivíduos familiares não ligados ao MEN têm as taxas de sobrevivência mais elevadas, seguidos dos esporádicos e do MEN 2A, que é superior ao MEN 2B (Szinnai et al., 2003).

Carcinoma indiferenciado (anaplásico) da tiroide (ATC)

Segundo Ortónez et al. (2004), os carcinomas indiferenciados da tiroide são tumores extremamente malignos que parecem ser total ou parcialmente constituídos por células indiferenciadas que apresentam características imunohistoquímicas ou ultra-estruturais sugestivas de diferenciação epitelial.

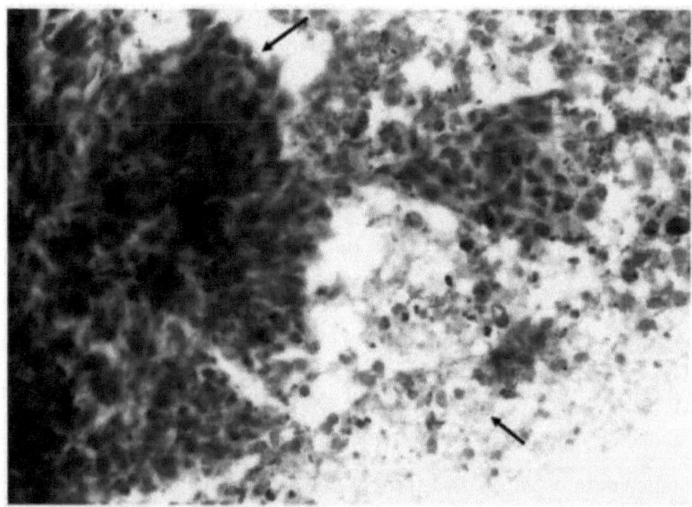

Figura-9: O subtipo trabecular do carcinoma papilar. Esta figura foi adoptada de [233] (https://doi.org/10.3390/curroncol30080562) com autorização.

Epidemiologia:

Segundo Hunt et al. (2003), é responsável por 40% da mortalidade por cancro da tiroide, mas apenas 2% dos cancros da tiroide. É observado em doentes com uma relação mulher/homem de 1,5:1 e com mais de 60 anos de idade. Manifesta-se como uma massa cervical de crescimento rápido com uma longa história de doença subjacente da tiroide, acompanhada de desconforto, disfagia e rouquidão. (Chiacchio et al., 2008 e William et al., 2008) 90% dos casos morrem no prazo de 6 meses.

Características brutas:

Os tumores são grandes, carnudos e têm uma coloração branco-acastanhada. Frequentemente apresentam manchas de hemorragia e necrose. Normalmente invadem os tecidos moles circundantes e as estruturas vizinhas, como os gânglios linfáticos, a laringe, a faringe, a traqueia e o esófago. São geralmente infiltrativos e substituem a maior parte do parênquima da glândula (Ordonez et al., 2004).

Características microscópicas:

A maioria dos carcinomas indiferenciados são tumores amplamente invasivos constituídos por uma mistura de células fusiformes, que se assemelham a sarcomas, células gigantes pleomórficas, que podem ter um ou mais núcleos estranhos, e células epitelióides, que ocasionalmente têm características escamóides. Estes padrões são frequentemente combinados com carcinoma precursor bem diferenciado e paliçada nos bordos necróticos por células mais diferenciadas. De acordo com Albores-Saavedra et al. (2007), a necrose, a invasão vascular e as figuras mitóticas são frequentes.

De acordo com William et al. (2008), os tumores com amostras completas mostram frequentemente focos de carcinoma folicular ou papilar, nódulos adenomatóides e até carcinoma fracamente diferenciado, o que pode indicar que uma neoplasia subjacente se desdiferenciou durante o desenvolvimento do carcinoma indiferenciado.

Citologia:

Os esfregaços de PAAF consistem em células grandes e altamente pleomórficas dispostas em placas ou como células individuais ou pequenos grupos. O citoplasma tem frequentemente nucléolos grandes e é abundante. São possíveis numerosas figuras mitóticas. Há inflamação aguda e necrose, que se assemelham a tiroidite aguda. As neoplasias malignas pouco diferenciadas podem ser diagnosticadas, mas são necessários procedimentos adicionais para distinguir entre os tumores principais e metastáticos, bem como para determinar se o tumor é um carcinoma, sarcoma, linfoma ou melanoma (Ordonez et al., 2004).

Variantes raras do carcinoma anaplásico da tiroide:

Carcinoma anaplásico tipo osteoclastoma: Este tipo de carcinoma anaplásico da tiroide distingue-se pela presença de células grandes multinucleadas que se assemelham a osteoclastos e que podem ser de natureza fusiforme ou de células gigantes. Extremamente raros são os tumores compostos maioritariamente por células grandes que se assemelham a osteoclastos (Joseph et al., 2008).

Variante rabdoide: Extremamente raro, afecta tipicamente mulheres com uma idade média de 56 anos (intervalo: 42-67 anos). Trata-se de um tumor que se propaga facilmente e é agressivo. É sempre letal muito rapidamente.

Ao microscópio, o tumor apresenta uma invasão extracapsular e um crescimento infiltrativo sólido. É também extremamente celular. Grandes e pleomórficas, as células tumorais incluem inclusões eosinofílicas, um núcleo excêntrico com nucléolos proeminentes e uma abundância de citoplasma. A actina, a mioglobina, a citoqueratina e a vimentina são todas positivas no tumor. De acordo com Li et al. (2005), é negativo para calcitonina, desmina e tiroglobulina.

Prognóstico:

Menos de 5% dos indivíduos com cancro anaplásico da tiroide sobrevivem durante cinco anos, o que constitui um prognóstico extremamente mau. Após três anos, 10% dos doentes ainda estão vivos. Oitenta por cento das pessoas não vivem mais de um ano e a maioria não vive mais de seis meses. A sobrevivência média total limita-se a alguns meses. Cerca de metade dos doentes procuram tratamento para metástases à distância e até 75% adquirem doença à distância durante a sua doença (Pasieska, 2003). Na maioria dos casos, não é possível efetuar uma ressecção cirúrgica total.

Carcinoma de células escamosas (Carcinoma epidermoide)

De acordo com Lam e Sakamoto (2004), caracteriza-se como um tumor epitelial maligno constituído apenas por células que se diferenciaram em células escamosas.

Menos de 1% dos cancros da tiroide são carcinomas primários de células escamosas, que afectam principalmente pessoas idosas que têm bócio há muito tempo (Fassan et al., 2007). O CEC da tiroide é um cancro muito agressivo com um prognóstico muito mau, pelo que é fundamental excluir rápida e completamente outros locais principais de CEC com um exame completo. A tireoidectomia com radiação é o tratamento recomendado se a doença metastática tiver sido excluída (Yucel et al., 2010).

Em termos de tamanho, o tumor geralmente envolve um ou ambos os lobos da glândula. De acordo com Lam e Sakamoto (2004), o tumor tem geralmente uma consistência dura, uma cor branca acinzentada e regiões de necrose. Ao microscópio, deve ser totalmente constituído por células tumorais com diferenciação escamosa. Para distinguir o cancro da tiroide do carcinoma indiferenciado, que pode apresentar manchas de diferenciação escamosa, não deve haver qualquer indicação de outras formas de carcinoma da tiroide na vizinhança do tumor (Lam et al, 2000 e Zhou, 2002). De acordo com Lam e Sakamoto (2004), apresenta frequentemente uma invasão vascular substancial, invasão perineural e infiltração generalizada dos tecidos moles peritireoidianos.

Carcinoma mucoepidermóide (CME)

De acordo com Casamaselle-Teijeiro et al. (2004), é uma neoplasia epitelial maligna pouco frequente que combina componentes mucinosos e epidermóides. É responsável por cerca de 0,5% dos casos de cancro da tiroide e tem muitas das mesmas características epidemiológicas que o carcinoma papilar. Afecta mais frequentemente as mulheres. (Rocha et al., 2002). De acordo com Erdsoy et al. (2008), os CME são microscopicamente caracterizados como focos de transformação escamosa com produção de mucina e deficientes na positividade da tiroglobulina. Prognóstico: Steele (2001) descreve-o como um tumor indolente de baixo grau com uma baixa probabilidade de metástases e uma recorrência local livre de morbilidade.

Carcinoma mucoepidermóide esclerosante com eosinofilia

Trata-se de um tumor maligno pouco frequente que afecta sobretudo mulheres e se manifesta em adultos (Hunt et al., 2004). As suas características microscópicas são a esclerose ampla, a diferenciação escamosa e glandular, um infiltrado inflamatório concomitante rico em eosinófilos e um pano de fundo de tiroidite linfocítica. As células tumorais escamosas exibem um pleomorfismo modesto a moderado nos seus filamentos e ninhos. Existem focos que segregam uma mucina específica (Ersoy et al., 2008). As células tumorais apresentam resultados negativos para a calcitonina e a tiroglobulina, mas elevados para a citoqueratina. Cerca de 50 por cento dos doentes apresentam resultados positivos para TTF-1. Foi demonstrado que determinadas células tumorais, em particular as que contêm mucina, expressam CEA (Chan et al., 2004b).

Carcinoma mucinoso

Do ponto de vista histopatológico, o carcinoma mucinoso da glândula tiroide é um tumor invulgar que imita o carcinoma mucinoso de outras localizações. Embora tenham sido ocasionalmente registados casos de cancro da tiroide normal com um aspeto mucinoso, o verdadeiro carcinoma mucinoso é extremamente raro. É composto por minúsculos ninhos e placas de células epiteliais malignas ligadas a uma grande quantidade de mucina extracelular que envolve e substitui o parênquima folicular da tiroide (D'Antonio et al., 2007).

Carcinoma misto de células medulares e foliculares (MMFCC)

De acordo com Nangue et al. (2009), é descrito como tumores que exibem as características morfológicas de carcinomas foliculares ou papilares com imunorreactividade para a tiroglobulina e carcinomas medulares com imunorreactividade para a calcitonina.

Ao microscópio, a grande maioria dos CMFM apresenta-se como um carcinoma medular dominante, sem características distintivas, misturado em quantidades variáveis com estruturas produzidas a partir de folículos. O componente folicular é constituído por um folículo. Uma vez que o aprisionamento pode causar a observação de folículos não neoplásicos no CM clássico, devem ser utilizados critérios rigorosos para identificar os tumores que não apresentam ambos os componentes na metástase. O diagnóstico de CMFM só pode ser considerado quando o componente de células foliculares apresenta características neoplásicas, frequentemente com origem no interior do tumor, ou é o de um carcinoma papilar. Em comparação com as células foliculares peritumorais, as células que revestem os folículos são maiores e contêm núcleos hipercromáticos (Papotti et al., 2004).

A variedade folicular do cancro medular deve ser tida em conta no diagnóstico diferencial. É crucial distinguir entre as células foliculares no CMFM e as células que criam as estruturas foliculares na variante folicular do carcinoma medular, corando-as com calcitonina em vez de tiroglobulina (Han et al., 2008).

Carcinoma com diferenciação semelhante à do timo (CASTLE)

Uma neoplasia intra-tiroideia pouco comum, CASTLE é provavelmente o resultado de restos de uma bolsa branquial ou de um timo ectópico. Afecta principalmente pessoas de meia-idade, com uma pequena proporção de mulheres afectadas (Reimann et al., 2006). Do ponto de vista macroscópico, os tumores de CASTLE são frequentemente observados na região inferior da tiroide, bem definidos, lobulados e de cor cinzento-rosada. Os tumores têm uma arquitetura lobular com bandas fibrosas que dividem ilhas sólidas de células epiteliais, uma folha bem delimitada ou um aspeto de ninho sólido, e uma elevada infiltração de linfócitos e plasmócitos tanto intratumoralmente como peritumoralmente. Estas são as características histológicas destes tumores. As células tumorais fusiformes, escamóides ou poligonais têm núcleos vesiculares ovais com nucléolos bem definidos e citoplasma pálido. Por vezes, são observadas células epiteliais com espirais semelhantes a corpúsculos de Hassall, como as células esquamóides ou fusiformes.

Estas características são semelhantes às dos timomas de origem cortical. A diferenciação escamóide é observada em determinadas circunstâncias. Com 82% das pessoas ainda vivas após 5 anos, o prognóstico é favorável. De acordo com Ito et al. (2007), os tumores que apresentam expansão tumoral ou metástases nodais têm um pior prognóstico.

Tumor de células fusiformes com diferenciação semelhante ao timo (SETTLE)

Os doentes jovens com predisposição masculina (idade média de 15-20 anos) têm maior probabilidade de sofrer de SETTLE (Iwasa et al., 2002). É pouco frequente e afecta a cabeça e o pescoço ou a glândula tiroide. Desenvolvem-se a partir de restos de bolsas branquiais, que têm a capacidade de se diferenciar ao longo da linha do timo, ou a partir de tecido ectópico do timo (Chan et al., 2008).

Ao microscópio, o SETTLE é um tumor bifásico altamente celular que se distingue por uma combinação de células fusiformes que se misturam abruptamente com células epiteliais. A fibrose esclerótica faz com que o componente de células fusiformes se divida subitamente numa forma lobular. De acordo com Iwasa et al. (2002), apresentam nucléolos minúsculos e núcleos alongados com cromatina nuclear frágil. De forma poligonal, as células epiteliais estão organizadas em glândulas, túbulos, tabéculas, papilas e lâminas. Ocasionalmente, podem ser observadas células mucinosas ou ciliadas que revestem glândulas císticas ramificadas e queratinização súbita. De acordo com Xu et al. (2003), as células fusiformes e epiteliais são ambas positivas para citoqueratina.

As células em SETTLE & CASTLE não contêm proteína S100, calcitonina, TTF-1, tiroglobulina ou CEA. Para além da histologia, este painel ajuda a diferenciar o carcinoma medular do carcinoma tímico, do timoma ectópico, do sarcoma sinovial, do tumor fibroso solitário, do teratoma e do sarcoma de células fusiformes (Thompson, 2006).

Outros tumores da tiroide

Teratoma da glândula tiroide

Os tumores raros do pescoço chamados teratomas cervicais (TC) são formados a partir de duas ou mais camadas germinativas embrionárias. Cerca de 3% de todos os teratomas no período neonatal são causados por TC. Nos grupos etários pediátricos, a frequência de teratomas CT varia entre 1,6 e 9,3% (Mohammad, 2010). Os teratomas da tiroide são classificados como tumores da área cervical se for cumprida uma das seguintes condições: o tumor ocupa uma parte da glândula tiroide. - A glândula tiroide e o tumor estão diretamente ligados anatomicamente, ou existe uma ausência completa da glândula tiroide no caso de um teratoma cervical (Thompson e Craver, 2004).

Durante um período de 75 anos, o Children's Hospital Boston documentou 28 ocorrências de teratomas cervicais. O tecido tiroideu estava presente em todas as onze destas neoplasias, todas situadas na parte anterior do pescoço, no local da tiroide normal. As localizações anatómicas que se encontravam longe da área da tiroide, tais como a cavidade oral, orofaringe, faringe posterior, nariz, glândula parótida e laringe, albergavam os restantes teratomas cervicais (Riedlinger et al., 2005).

Paragangliomas primários da tiroide (PTPGs)

Os paragangliomas da tiroide são raros. Van Miert publicou uma descrição do primeiro PTPG conhecido em 1964. A literatura inclui apenas relatos de 24 casos. Com exceção de dois casos, todos os casos registados incluíam mulheres entre os 9 e os 73 anos de idade (Ferri et al., 2009). Em termos grosseiros, o tumor tem normalmente um aspeto acinzentado a castanho e está encapsulado ou confinado. O tamanho do tumor varia entre 1,5 e 10 cm, com uma média de 3 cm (DeLellis, 2004). Ao microscópio, o tumor apresenta normalmente padrões de desenvolvimento lobulares ou aninhados, divididos por tecido conjuntivo fibrovascular, intercalados com manchas esporádicas de padrões de crescimento difusos semelhantes a placas ou cordões celulares anastomóticos. As células principais e sustentaculares são os dois tipos diferentes de células. O citoplasma das células principais poligonais é grosseiramente granular e anfibólico.

Nucléolos pequenos e cromatina finamente granular rodeiam núcleos ovóides e arredondados. Pode haver células ocasionais com núcleos hipercromáticos maiores. As células primárias e as células sustentaculares, que são alongadas e contêm um citoplasma profundamente eosinofílico, estão misturadas ou localizadas nos bordos dos ninhos. A taxa de mitose é baixa (DeLellis, 2004). A presença de metástases, necrose, atipia citológica uniforme e invasão vascular estão entre os critérios controversos utilizados para classificar os PTPGs como malignos. A infiltração local nos PTPGs nem sempre indica malignidade, em contraste com as neoplasias malignas noutros locais (Ferri et al., 2009).

Prognóstico: Se a excisão cirúrgica for concluída, o prognóstico para o envenenamento por gás de pressão pós-traumático (PTPG) parece ser bom. Após a excisão cirúrgica completa, não houve indicação de doença metastática ou recorrência em nenhum dos doentes descritos (Ferriet al., 2009).

Linfoma primário da tiroide

Menos de 2% de todos os tumores malignos da tiroide são linfomas. Os linfomas extranodais derivados do timo representam apenas 2% dos casos. De acordo com Friedberg et al. (2013), um inquérito epidemiológico dinamarquês estimou a incidência anual de

A taxa de incidência do linfoma da tiroide é de 2,1 por milhão de pessoas, com um rácio de mulheres para homens de 4:1. Uma vez que o linfoma de Hodgkin da tiroide é extremamente raro, os linfomas da tiroide são quase sempre do tipo não-Hodgkin (Wang et al., 2005).

Em termos de aspeto, são frequentemente grandes, lobulados, firmes a moles, sólidos ou quísticos, afectando um ou ambos os lobos. A superfície de corte tem frequentemente um aspeto uniforme, homogéneo e mosqueado, é pálida e apresenta-se frequentemente saliente. De acordo com Abbondanzo et al. (2004), são frequentes os focos de hemorragia e necrose que se estendem aos tecidos moles circundantes. Quando se observam os linfomas da tiroide ao microscópio, o linfoma difuso de grandes células B (DLCL), que representa cerca de 50% dos casos, é o tipo histológico mais comum. Cerca de 4% dos linfomas da tiroide são pequenos linfomas linfocíticos de células B (SLL-B) (Andrysiak-Mamos et al., 2013). O SLL-B é um tipo excecionalmente raro de linfoma da tiroide.

Angiossarcoma

Excluindo o linfoma, representa 2,3% de todos os cancros malignos da tiroide. Uma causa etiológica potencial foi proposta como sendo a deficiência de iodo. Afecta indivíduos mais velhos, com um rácio de mulheres para homens de 4,5:1 e uma idade média na sétima década. Aparece frequentemente em bócios nodulares que estão presentes há algum tempo; no entanto, se o bócio for quístico, a PAAF pode fazer um diagnóstico incorreto (Papotti et al., 2008). O angiossarcoma da tiroide é, desde há muito, uma condição controversa, uma vez que alguns autores o consideram uma entidade única com origem endotelial, enquanto outros o vêem como uma variação de carcinoma indiferenciado. Por conseguinte, o cancro pseudoangiossarcomatoso da tiroide é incluído no diagnóstico diferencial (Kim et al., 2003).

Para além da hiperplasia endotelial no bócio nodular que sofreu alterações degenerativas, outros diagnósticos diferenciais incluem carcinoma pouco diferenciado, indiferenciado e metastático (Papotti et al., 2008).

Timoma ectópico

Devido à sua anatomia, os timomas cervicais ectópicos são frequentemente confundidos com inchaços da paratiroide ou da tiroide. Após aspiração com agulha fina, o timoma epitelial predominante pode ser erradamente identificado como cancro papilar da tiroide (Matsuura et al., 2004). Na maioria dos casos, os timomas linfocíticos têm sido erradamente diagnosticados como linfoma maligno ou tiroidite de Hashimoto com base na análise de secções congeladas ou aspiração por agulha fina (Chang e Chuang, 2003). Utilizando a imunohistoquímica, um tumor primitivo da tiroide ou da paratiroide deve ser excluído pela ausência total de proteínas específicas das células da tiroide, como a tiroglobulina, o fator de transcrição da tiroide-1, a dipeptidil aminopeptidase-4 ou a tiroperoxidase, bem como pela ausência de marcadores neuroendócrinos como a calcitonina, a cromogranina ou a hormona paratiroide (De Micco et al., 2008).

Tumores do músculo liso

Menos de 0,02% dos tumores da glândula tiroide são tumores primários do músculo liso, o que os torna incrivelmente invulgares (Nikiforov et al., 2012). Em termos de tamanho, os tumores podem atingir até 12 cm na dimensão mais longa. Os leimiosarcomas têm frequentemente tamanhos médios maiores do que os leimiomas. Dependendo do diagnóstico, a superfície externa do tumor pode variar de lisa a nodular. De acordo com Nikifov et al. (2012), o perímetro do tumor é bem definido e extensivamente infiltrativo nos tecidos moles circundantes.

As células tumorais estão organizadas em feixes de células musculares lisas que interagem a nível microscópico. As células são fusiformes e têm núcleos um pouco hipercromáticos, com extremidades rombas e em forma de charuto no centro. Ocasionalmente, existem vacúolos citoplasmáticos junto ao núcleo. O pleomorfismo nuclear, a necrose, a hemorragia, a invasão capsular e vascular e muitas figuras mitóticas, incluindo formas atípicas, podem ser observados em casos malignos (Thompson, 2004a).

Tumor de células dendríticas foliculares

Uma neoplasia primária da glândula tiroide constituída por células dendríticas foliculares, também conhecidas como células apresentadoras de antigénios, é designada por tumor de células dendríticas foliculares (Nikiforov et al., 2012). Trata-se de uma doença da tiroide extremamente invulgar que afecta os adultos. Normalmente, está fortemente ligado. É cinzento-amarelado quando é cortado. Pode haver focos de necrose e hemorragia (DeLellis, 2004a).

Os tumores não são histologicamente encapsulados ao microscópio; em vez disso, fundem-se com o parênquima da glândula tiroide. A invasão de vasos sanguíneos e linfáticos é frequente. Os tumores de base celular apresentam um arranjo sincicial de células fusiformes a epitelióides distribuídas em padrões que são difusos, fasciculares e espiralados. Os núcleos amplos com formas fusiformes são circundados por citoplasma eosinofílico. A cromatina no núcleo é aberta (vesicular). Ocasionalmente, pode haver células grandes multinucleadas. Em certos casos, também pode haver uma variação na quantidade de pequenos linfócitos (Nikiforov et al., 2012).

O tumor assemelha-se mais a qualquer neoplasia oncocítica primária, incluindo paraganglioma ou adenoma, carcinoma papilar ou folicular e carcinoma medular. No entanto, a separação é auxiliada pelo perfil imunohistoquímico distinto. De acordo com Espinosa-de-Los-Monteros-Franco et al. (2009), as células tumorais são negativas para queratina, TTF1, tiroglobulina, calcitonina e cromogranina, mas positivas para vimentina,

NSE, proteína básica da mielina e CD68.

Tumor fibroso solitário (TFS)

Raramente a SFT pode manifestar-se como doença da tiroide. Apenas 24 casos foram documentados na literatura desde o relatório inicial de Taccagni et al. em 1993 (Song et al., 2011). Com uma idade média de 49,5 anos (intervalo: 28 a 76 anos), afeta tipicamente adultos. Dos vinte e quatro casos, quinze incluíam homens e os restantes nove envolviam mulheres. A FTS da tiroide manifesta-se como um nódulo indolor, de crescimento gradual, sem quaisquer características clínicas patognomónicas. A causa exacta da FTS é desconhecida, embora, em certos casos, o bócio tenha estado presente durante muito tempo antes do problema da tiroide (Papi et al., 2007 e Ning et al., 2010).

A maioria dos TFS da tiroide eram lesões sólidas grandes e bem definidas, com uma superfície de corte de cor branca a acinzentada. O tumor era encapsulado ou circunscrito. Ao microscópio, as lesões mostravam uma abundância de células fusiformes dispostas numa variedade de padrões, tais como hemangiopericítico, estoriforme, ondulado e tipo desmoide. As células tumorais mostravam sinais imunohistoquímicos positivos elevados para vimentina, CD34, CD99 e BCL-2 (Papi et al., 2007).

Histiocitose das células de Langerhans (HCL)

Embora possa afetar os adultos, a HCL é sobretudo uma doença juvenil. Em dois terços dos casos, manifesta-se como uma infiltração granulomatosa multissistémica em adultos. Foram documentados na literatura médica cerca de 34 casos de infiltração da glândula tiroide - 22 adultos e 12 crianças -, a maioria dos quais se apresenta como doença multissistémica (Braiteh e

Kurzrock, 2006). A infiltração da glândula tiroide é ainda muito rara. A HCL da tiroide é rara, pelo que a sua identificação pode ser difícil. Segundo Chern et al. (2004), pode ser clinicamente confundida com os bócios benignos consideravelmente mais frequentes, o linfoma, o carcinoma indiferenciado, a tiroidite linfocítica e a tiroidite granulomatosa crónica.

Encontrar as células de Langerhans patológicas, que são semelhantes às células de Langerhans normais da pele, mas não têm uma morfologia dendrítica, é essencial para o diagnóstico da lipomatose. Apresentam uma imunomarcação positiva para CD68, S100 e CD1a, bem como um sulco nuclear distinto (Braiteh e Kurzrock, 2006).

Tumores da bainha dos nervos periféricos

Entre os cancros mais raros, os tumores primários da bainha dos nervos periféricos (PNST) da glândula tiroide manifestam-se frequentemente como nódulos cervicais assintomáticos em adultos. Os TNPS da tiroide podem ser divididos em duas categorias: benignos e malignos. Existem apenas três exemplos documentados de PNSTs malignos. Os neurofibromas e os schwannomas da tiroide são exemplos de PNSTs benignos. Existem apenas duas ocorrências documentadas de neurofibroma da tiroide que é isolado. Os schwannomas são tumores benignos de crescimento lento que normalmente se desenvolvem a partir de células schwann neuronais. Dependendo da localização anatómica e do tamanho, o aspeto clínico do tumor pode variar. Os schwannomas dividem-se em patologias Antoni A e Antoni B. Existem cerca de 17 schwannomas da tiroide descritos na literatura. Os schwannomas da glândula tiroide são incrivelmente incomuns e tipicamente assintomáticos

(Kandil et al., 2010).

A análise imunohistoquímica revela que as células PNST são altamente reactivas à vimentina e à proteína S-100, mas não à tiroglobulina, TTF-1, citoqueratina, cromogranina, calcitonina, actina ou desmina (Papi et al., 2006).

Tumores secundários da tiroide

São descritas como extensões cancerígenas directas de estruturas contínuas à glândula tiroide, como a laringe, ou como disseminação linfovascular a partir de locais distantes. Embora seja pouco frequente em contextos clínicos, pode ser detectado em até 25% dos indivíduos autopsiados com cancro disseminado. Afecta normalmente pessoas idosas. A doença primária subjacente determina o prognóstico, que é frequentemente mau (Delellis, 2004b). Segundo Duggal e Horttas (2008), os sítios primários mais frequentes são o rim, o pulmão, a mama, o estômago e a pele.

Bibliografia

1- **Abbondanzo S, Aozasa K, Boerner S et al., (2004).** Linfoma primário e plasmocitoma. p. 109-111. Capítulo 2; p. 49- 135. In: Classificação de tumores da OMS. Patologia e genética dos tumores dos órgãos endócrinos. Editado por Delellis RA, Lloyd RV, Heitz PU et al. IARC Press Lyon.

2- **Abd El-Bar I, Ismail K, Hablas A et al., (2007).** Tumores da tiroide. In: Relatório Trienal do Registo de Cancro de Base Populacional de Gharbeia 2000-2002; p. 98-99.

3- **Abdulkareem KF, (2010).** Patologia cirúrgica das biobsias da tiroide: Um estudo prospetivo. Thi- Qar Medical Journal (TQMJ); 4(2): 47-52.

4- **Abdulmagid MS, Habib FM, Mohamed HH, (2009).** Características histopatológicas do Carcinoma da Tiroide. Um estudo estatístico retrospetivo, Tese. Universidade do Cairo. In: disscussion P. 114-130.

5- **Adair C, (2006).** Lesões não neoplásicas da glândula tiroide. Capítulo 1; pp 1-50. In: endocrine pathology a volum in series. Fundação em patologia diagnóstica. Editado por Thompson LDR e Goldblum JR. Churchil Livingstone Elsevier.

6- **Adeniji KA, Anjorin AS e ogunsulire IA, (1998).** Padrão histológico das doenças da tiroide na população da Nigéria: Nig. Qt. J. Hosp. Med.; 8(4): 241-244.

7- **Agha A, Glockzin G, Woenckhaus M et al., (2007).** Os carcinomas insulares da tiroide apresentam um mau prognóstico e uma sobrevivência a longo prazo em comparação com os carcinomas T4 foliculares e papilares. Langenbecks Arch Surg; 392(6):671-677.

8- **Al Bouq Y, Fazili FM e Gaffa HA, (2006).** O padrão atual das doenças da tiroide tratadas cirurgicamente na região de Medinah, na Arábia Saudita. JK-Practitioner; 13(1): 9-14.

9- **Albores-Saaredra J e Wu J, (2006).** As muitas faces e mímicas do cancro papilar da tiroide. Endo Pathol; 17(1): 1-18.

10- **Albores-Saaredra J, Hernandez M, Sanchez-Sosa et al., (2007).** Variantes histológicas de carcinomas papilares e foliculares associados a carcinomas anaplásicos fusiformes e de células gigantes da tiroide: Uma análise das inclusões rabdoide e tiroglobilina. Am J Surg Pathol; 31(5): 792-36.

11- **Al-Brahim N e Asa SL, (2006).** Carcinoma papilar da tiroide: uma visão geral. Arch Pathol Lab Med; 130: 1057-1062.

12- **Al-Hureibi KA, Abulmoghni YA, Al-Hureibi MA et al., (2004).** A epidemiologia, a patologia e a gestão do bócio no Iémen. Ann. Saudi Med; 24(2): 119-23.

13- **Altekruse SF, Kosary CL, Krapcho M et al., (2010).** Revisão das estatísticas do cancro SEER, 1975-2007, Instituto Nacional do Cancro. Bthesda, MD, http://seer.cancer.gove/csr/1975-2007/, com base na apresentação de dados SEER de novembro de 2009, publicados no sítio Web do SEER, 2010.

14- **Anderson CE e Mclaren KM, (2003).** Best practice No 171. Melhores práticas em patologia da tiroide. J Clin Pathol; 56(6):401-405.

15- **Anderson SR, Mandel S, Livolsi VA et al., (2004).** Pode a citomorfologia diferenciar entre nódulos benignos e tumores que surgem na doença de Grave? Diagnostic cytopathology; 31:64-67.

16- **Andrysiak-Mamos E, Becht R, Sowinska-Przepiera E et al., (2013).** Relato de caso: casos raros de infiltração de linfoma de pequenas células B linfocíticas na glândula tiroide de uma paciente do sexo feminino com leucemia linfocítica crónica de células B (CLL-B/SLL-B). In: Thyroid research 2013; 6:1, BioMed Central The open access publisher.

17- **Ariyibi OO, Duduyemi BM, Akang EE et al., (2013).** Padrões histopatológicos das neoplasias da tiroide em Ibadan, Nigéria: Um estudo retrospetivo de vinte anos: International Journal of tropical disease and health; 3(2): 148-156.

18- **Asioli S, Erickson LA, Righi A et al., (2010).** Carcinoma pouco diferenciado da tiroide: Validação da proposta de Turim e análise da expressão de IMP3. Www.medscape.com/viewarticle/728160.

19- **Baloch ZW e LiVolsi VA (2004).** Patologia das doenças da tiroide e paratiróides. In: Patologia cirúrgica diagnóstica de Sternberg. Mills SE, Carter D, Rewter VF, et al. eds., 4ª edição, vol. 2. Lippincott Williams and Wilkins; p. 557-619.

20- **Baloch ZW e LiVolsi VA, (2004b).** Aspiração com agulha fina de nódulos da tiroide: passado, presente e futuro. Endoc. Pract., 10: 234 - 241.

21- **Baloch ZW e LiVolsi VA, (2006).** Mímicas citológicas e arquitectónicas do carcinoma papilar da tiroide; desafios de diagnóstico na aspiração por agulha fina e nas amostras de patologia cirúrgica. Am J Clin Pathol; 125(1): 135-144.

22- **Baloch ZW e Livolsi VA, (2008).** Aspiração com agulha fina da tiroide: hoje e amanhã. Best Pract Pres Clin Endocrinol Metab; 22(6):929-39.

23- **Baloch ZW, Puttaswamy K, Marica B et al., (2006).** Ausência de mutações BRAF em neoplasias trabeculares hialinizantes. Cyto. J.; 3: 17-37.

24- **Basu S, Nair N e Borges AM, (2003).** Comportamento agressivo do padrão de arranjo sólido no carcinoma papilar diferenciado da tiroide. Jornal da Associação de Médicos da Índia; 51:408-411.

25- **Berri RN e Lioyd LR, (2008).** Definir o papel da punção aspirativa por agulha fina de nódulos da tiroide em pacientes do sexo masculino: É necessário? Am J Surg; 195(3): 396-400.

26- **Bhatia A, Rajwanshi A, Dash RJ et al., (2007).** Lymphocytic thyroiditis is cytological grading signifigant? Uma correlação dos graus com parâmetros clínicos, bioquímicos, ultra-sonográficos e de radionuclídeos. Cytojournal 2007; 4:10.

27- **Bisi H, Fernandes VS, Rosalinda Y et al., (1995).** Lesões neoplásicas e não neoplásicas da tireoide em material cirúrgico: revisão histórica de cinco décadas em São Paulo, Brasil. Tumort; 81(1): 63-66.

28- **Borda A, Berger N, Turcu M et al., (2004).** As células C: Conceitos actuais sobre hisologia normal e hiperplasia, p.53-61.

29- **Braiteh F e Kurzrock R, (2006).** Caso 1. histiocitose de células de Langerhans da tiroide. In Journal of clinical oncology by American society of clinical oncology.

30- **Brandwein-Gendler MS, Wang BY e Urken ML, (2004).** Transformação de células fusiformes do carcinoma papilar: uma entidade agressiva distinta do carcinoma anaplásico da tiroide. Arch Pathol Lab Med. Jan; 128(1):87- 90.

31- **Brousseau VJ, Solares CA, Xu M et al., (2003).** Cisto do ducto tireoglosso: apresentação e manejo em crianças versus adultos. Int J pediatric otorhinolaryngol; 67:1285-1290.

32- **Brown HM, Amdur RJ e Mazzaferri EL (2006).** Patologia e classificação do carcinoma da tiroide. Em: Essentials of Thyroid

Cancer Management. Amdur RJ e Mazzaferri EL; eds. Springer; p. 19-31.

33- **Brunaud L, (2008).** Cancro papilar da tiroide: rumo à ressecção radical do nódulo. J Chir (paris); 145(4):12513-12516.

34- **Caillou B, (2006).** Metaplasia ductal na tiroidite linfocítica crónica como manifestação de regressão filogénica para uma estrutura exócrina. Am J Surg Pathol; 30(6):774-81.

35- **Cameselle Teijeiro J, Wenig B, Sorbinho Simões M et al., (2004).** Carcinoma mucoepidermóide. In: DeLellis RA, Lioy RV, Heitz PU, Eng C, editores. Pathology and genetics of tumours of endocrine organs. Lyon: IARC. PP. 82-83.

36- **Carcangiu ML (2007).** Tireoide. In: histologia para patologistas. Lippincott Williams; 44: 1130 - 1148.

37- **Carling T e Udelsman R (2008).** Tumores da tiroide. In: Princípios e prática da oncologia. De Vita VT, Lawrence TS e Rosenberg SA; eds. 8ª edição. Lippincott Williams and Wilkins; p. 1664-1683.

38- **Chan JKC, Hirokawa, Evans H et al., (2004).** Follicular adenoma; pp. 98-103 capítulo 2, pp. 49-133: tumores da tiroide e paratiroide. In Classificação de tumores da OMS. Patologia e genética dos tumores dos órgãos endócrinos. Editado por DeLellis RA, Lloyd RV, Heitz PU et al. IARC Press. Lyon.

39- **Chan JKC, Livolsi V, Bondeson L et al., (2004b).** Sclerosing mucoepidermoid carcinoma with eosinophilia; p. 84. Capítulo 2 - Tumores da tiroide e paratiróides; p. 49-133. In Classificação de tumores da OMS. Patologia e genética dos tumores dos órgãos endócrinos. Editado por Delellis RA, Lloyed RV, Heitz PU et al. IARC Press. Lyon.

40- **Chan LP, Chiang FY, Lee KW et al., (2008).** Carcinoma com diferenciação semelhante ao timo (CASTELE) da tiroide: Um relato de caso e revisão da literatura. Kaohsiung J Med sci; 24(11): 591-597.

41- **Chang ST e Chuang SS, (2003).** Timoma cervical ectópico: Uma mímica de linfoma linfoblástico T. Pathol Res pract; 199:633-5.

42- **Chen GG, Valantis AC, Zeng Q et al., (2008).** Regulação do crescimento celular pela sinalização de estrogénio e potenciais alvos no cancro da tiroide. Curr cancer drug targets; 8(5):367-77.

43- **Cheng L, David G e Bostwick D, (2006).** Fundamentos de patologia anatómica. 2a edição; 14:635-647.

44- **Chern MS, Ko JS, Wu MH et al., (2004).** Granulomatose pulmonar de células de Langer hans com envolvimento extrapulmonar. J Chin Med Assoc 67:41-47.

45- **Cheung YS, Poon CM e Mak SM, (2007).** Citologia aspirativa por agulha fina de nódulos da tiroide. Como estamos a proceder? Hong Kong Med J; 13(1): 12-15.

46- **Chiacchio S, Lorenzoni A, Boni G et al., (2008).** Cancro anaplásico da tiroide: Prevalência, diagnóstico e tratamento. Minerva Endocrinol; 33(4): 341-57.

47- **Chikkamuniyappa S e Igindar J, (2004).** Variante cribriforme-morular do carcinoma papilar: associação com polipose adenomatosa familiar: relato de três casos e revisão da literatura. Int J Med Sci; 1(1): 43-49.

48- **Chow SM, Chan JK, Law SC et al., (2003).** Variante esclerosante difusa do carcinoma papilar da tiroide - características clínicas e resultados. Eur J Surg Oncol; 29:446-449.

49- **Chung EB, Norman R,White JE, (1977).** Doenças da tiroide em pacientes negros. J. Nati. Med. Assoc.; 69: 573.

50- **Cohen JL e Salter KD, (2008). Associação** Americana da Tiroide, Associação Americana de Endocrinologistas Clínicos, Association Medici endocrinologi. Oral maxillofac surg Clin North AM; 20(3): 431-43.

51- **Cooper DS, Doherty GM, Haugen BR et al., (2009).** Revised American Thyroid Association Mangement Guidelines para pacientes com nódulos da tiroide e cancro diferenciado da tiroide. Tiroide; 19(11):1167-214.

52- **Corapcioglu D, Sak SD e Delibasi T et al., (2006).** Microcarcinomas papilares da glândula tiroide e análise imunohistoquímica da expressão da proteína P53 no microcarcinoma papilar. J Transl Med; 4:28.

53- **Corvilain B, (2003).** A história natural da autonomia da tiroide e dos nódulos quentes. Ann Endocrinol; 64:17-22.

54- **Dal Maso L, Bosetti C, La Vecchia C et al., (2009).** Factores de risco para o cancro da tiroide: uma revisão epidemiológica centrada nos factores nutricionais. Cancer causes and control; 20(1):75-86.

55- **D'Antonio A, Addesso M, Dominicis G et al., (2007).** Mucinocarcinoma da glândula tiroide. Relato de um tumor mucinoso primário e metastático de adenocarcinoma do ovário com estudo imunohistoquímico e revisão da literatura. Virchows Archiv, 451(4): 847-851.

56- **Darwish AH, Al-Sindi KA e El-Kafasi J, (2006).** Patteren de doenças da tiroide - Um estudo histopatológico. Boletim Médico de Bahrin, 28(4): 1-6.

57- **Davies L e Welch HG, (2006).** Aumento da incidência do cancro da tiroide nos Estados Unidos, 1973-2002. Jama; 295: 2164-7.

58- **De Felice M e Di Lauro R, (2004).** Desenvolvimento da tiroide e seus distúrbios: Genetics and molecular mechanisms. Endocrine Reviews; 22(5): 722-746.

59- **De Matos PS, (2008).** Tumores epiteliais da tiroide: revisão de histopatologia diagnóstica; 14(5): 236-246.

60- **Dedivitis RA, Camargo DL, Peixoto GL et al., (2002).** Ducto tireoglosso: revisão de 55 casos. J Am Coll Surg; 194: 274-277.

61- **DeLellis RA e Williams ED, (2004).** Tumores da tiroide e paratiróides: introdução p. 51-56. Capítulo 2 p. 49-135 Delellis RA, Lloyd RV, Heitz PU, Eng C. Classificação de tumores da Organização Mundial de Saúde. Patologia e genética dos tumores dos órgãos endócrinos. IARC Press. Lyon.

62- **DeLellis RA, Lloyd RV, Heitz PU et al., (2004).** Tumores da tiroide e paratiróides. Em: DeLellis RA, Lloyd RV, Heitz PU, Eng C, editores. Patologia e genética dos tumores dos órgãos endócrinos. Lyon: IARC. p. 50 - 122.

63- **DeLellis RA, Lloyd RV, Heitz PU et al., (2009).** Patologia e genética dos tumores dos órgãos endócrinos. Lyon, França: IARC Press, 2004. Classificação de tumores da Organização Mundial de Saúde.

64- **Delellis RA, (2004).** Paraganglioma. p 117. In: capítulo 2 p. 49-35. In: classificação de tumores da organização mundial de saúde. Patologia e genética dos tumores dos órgãos endócrinos. Editado por Delellis RA, Llyod RV, Heitz PU et al. IARC press. Lyon.

65- **DeLellis RA, (2004a).** Tumor de células dendríticas foliculares. P. 120, capítulo 2, P. 49-135 na classificação de tumores da Organização Mundial de Saúde. Patologia e genética dos tumores dos órgãos endócrinos. Editado por DeLellis RA, Lloyd RV, Heitz PU et al. IARC press. Lyon.

66- **DeLellis RA, (2004b).** Tumores secundários da tiroide. p. 122-123. Capítulo 2 p. 49-135. In: Classificação de tumores da Organização Mundial de Saúde. Patologia e genética dos tumores dos órgãos endócrinos. Editado por DeLellis RA, Lloyd RV, Heitz PU et al. IARC press. Lyon.

67- **DeMicco C, Savchenk V, Giorgi R et al., (2008).** Utilidade dos marcadores de malignidade na citologia aspirativa por agulha fina de nódulos da tiroide: comparação do antigénio mesotelial-1 de Hector Battifora, peroxidase da tiroide e dipeptidil aminopeptidase IV. Br J Cancer; 98:818-23.

68- **Desailloud R e Hober D, (2009).** Vírus e tiroidite: uma atualização. Virologia, 6:5.

69- **Deveci MS, Deveci G, Livolsi VA et al., (2006).** Aspiração com agulha fina de lesões foliculares da tiroide. Diagnóstico e seguimento. Cytojournal; 3:9.

70- **Dickman PW, Holm LE, Lundell G et al., (2003).** Thyroid cancer risk after thyroid examination with I 131: a population-based cohort study in Sweden (Risco de cancro da tiroide após exame da tiroide com I 131: um estudo de coorte de base populacional na Suécia). Int J Cancer; 106:580.

71- **Donnellan KA, Wein RO, Carron JD et al., (2009).** Carcinoma insular da tiroide metastático no doente pediátrico. O Jornal Americano de Otorrinolaringologia; 30(1):61-64.

72- **Duggal NM e Horattas MC, (2008).** Carcinoma de células renais metastático para a glândula tiroide. Endocrine practice; 14(8):1040-1046.

73- **Elisei R, Bottici V, Luchetti F et al., (2004).** Impacto da medição de rotina da calcitonina sérica no diagnóstico e no resultado do cancro medular da tiroide: experiência em 10864 pacientes com doenças nodulares da tiroide. J Clin Endocrinol Metab; 89(1):549-556.

74- **Enewold L, Zhu K, Ron E, et al., (2009).** Aumento da incidência do cancro da tiroide nos Estados Unidos por características demográficas e tumorais, 1980-2005. Cancer Epidemiol Biomarkers Prev; 18: 784-91.

75- **Erosy R, Yetkin L, Uluogu O et al. (2008).** Carcinoma mucoepidermóide esclerosante da glândula tiroide, um relato de caso. Turk Jem; 12:39-41.

76- **Espinosa-de-los-Monteros-Franco VA, Martinez-Madrigal E e Ortiz-Hidalgo G, (2009).** Tumor de células granulares (tumor de Abrikossoff) da glândula tiroide. Ann Diagn Pathol; 13:369-71.

77- **Etit D, Faquin WC, Gaz R et al., (2008).** Características histopatológicas e clínicas do microcarcinoma medular e da hiperplasia de células C em tiroidectomias profilácticas para carcinoma medular: um estudo de 42 casos. Arquivos de Patologia e Medicina Laboratorial; 132(11):1767- 1773.

78- **Fagin JA, (2005).** Genética do início do cancro papilar da tiroide: Implicações para a terapia. Trans. Am. Clin. Climatol. Assoc.; 116: 259271.

79- **Falvo L, Giacomelli L, D'Andrea V et al., (2006).** Importância prognóstica da variante esclerosante no carcinoma papilar da tiroide. Am Surg; 72(5):438-44.

80- **Fassan M, Pennelli G, Pelizzo MR et al., (2007).** Carcinoma primário de células escamosas da tiroide: Perfil imuno-histoquímico e revisão da literatura. Tumor; 93: 518-521.

81- **Fatourechi V, Aniszewski jp, Fatourechi GZE et al., (2003).**

Características clínicas e resultados da tiroidite subaguda numa coorte de incidência: estudo de Olmstead country, Minnesota. J clin Endocrinol Metab; 88:21002105.

82- **Ferri E, Manconi R, Aromato E et al., (2009).** Paraganglioma primário da glândula tiroide: estudo clinicopatológico e imunohistoquímico com revisão da literatura. In: Ata Otolaryngol Ital; 29(2): 97-102.

83- **Figge JJ, Jennings T, Gerasinov G, et al., (2006).** Radiation-induced thyroid cancer. In: cancro da tiroide. Wartofsky L e Van Nostrand D; eds. 2ª edição. Human Press, Totowa, New Jersy, p. 63-83.

84- **Filie AC, Asa SL, Geisinger KR et al., (2008).** Utilização de estudos auxiliares em aspirações com agulha fina da tiroide: uma sinopse do instituto nacional do cancro. Conferência sobre o estado da ciência da aspiração com agulha fina da tiroide. Diagn cytopathol; 36:438-441.

85- **Fowler JC e Thompson LDR, (2006).** Anatomia, embriologia e histologia. Apêndice A p. 339-349 em patologia endócrina Um volume da série. Fundamentos em patologia diagnóstica. Editado por Thomson LDR e Goldblum JR. Churchil Livingstone. Elsevier.

86- **Friedberg JW, Freedman AS & Tuttle RM, (2013).** Linfoma da tiroide. In: www.uptodate.com/contents/thyroid-lymphoma.

87- **Genden EM e Brett E, (2009).** Contemporary mangement of thyroid carcinoma. cancer therapy; 7: 7-20.

88- **Gharib H, Duik DS, Valcavi R et al., (2010).** AACE/AME/ETA, directrizes sobre nódulos da tiroide, Endocr Pract; 16(1):4-11.

89- **Ghossein R e Livolsi VA, (2008).** Carcinoma papilar da tiroide variante de células altas. Tiroide; 18:1179-1181.

90- **Giuliani D, Willemsen P, Verhelst J et al., (2006).** Secção congelada na cirurgia da tiroide; Ata Chir Belg; 106:199-201.

91- **Gonzalez HE, Cruz F, O'Brien A et al., (2007).** Impacto do estadiamento ultrassonográfico pré-operatório do pescoço no carcinoma papilar da tiroide. Arch otolaryngol head neck surg, 133(12):1258-62.

92- **Grodski S e Delbridge L, (2009).** Uma atualização sobre o microcarcinoma papilar. Curr Opin Oncol; 21(1):1-4.

93- **Guyetant S, Josselin N, Savagner F et al., (2003).** Hiperplasia de células C e carcinoma medular da tiroide: correlações clínico-patológicas e genéticas em 66 pacientes consecutivos. Mod Pathol; 16:756-763.

94- **Haixia G, Meyu J, Rong B et al., (2009).** Associação da ingestão elevada de iodo com a mutação T1799A BRAF no cancro papilar da tiroide. The Jounal of Clinical Endocrinology and Metabolism; 94: 51612-1617.

95- **Han O, Unal T, Seckin S et al, (2008).** Carcinoma medular-folicular misto da tiroide: Relato de dois casos. Turk J Med sci; 38(4): 359363.

96- **Hassel A, Chalian AA e Clayman GL, (2008).** Gestão cirúrgica do cancro da tiroide recorrente. Neuroimaging Clin N Am; 18(3):517-25.

97- **Hegdus L, (2004).** O nódulo da tiroide. N Eng J Med; 351:1764-71.

98- **Huber GF, Dziegielewski P, Matthews TW et al., (2007).** Análise intra-operatória de secção congelada para nódulos da tiroide: um passo para a clareza ou confusão? Arch Otolaryngol Head Neck Surg; 133(9):874-81.

99- **Humphery P, Dehner L A e Pfeirfer J, (2008).** O manual de patologia cirúrgica de Washington, 24:326-339.

100- **Hunt JL, Livolsi VA e Barnes EL, (2004).** Expressão de P63 em carcinomas mucoepidermóides esclerosantes com eosinofilia que surgem na tiroide. Mod Pathol; 17(5):526-9.

101- **Hunt JL, Tometsko M, Llivolsi VA et al., (2003).** Evidência molecular de transformação anaplásica em carcinomas da tiroide coexistentes bem diferenciados e anaplásicos. Am J Surg Pathol; 27(12): 1559-64.

102- **Ibrahim AS, Mikhail NN, Abdeen M et al., (2008).** Registo Nacional do Cancro do Egipto, Perfil de Assuão, Cancro da tiroide (c73) p.48.

103- **Iraeta RA, Mendez P e Mantinan B, (2009).** Para além do aumento da atividade de diagnóstico, outros factores ambientais podem contribuir para o aumento da incidência do cancro papilar da tiroide. Tiroide; 19: 333-40.

104- **Islam S, (2009).**Thyroid gland, © 2010-2012, pathologyoutlines.com.Inc.

105- **Ito Y, Hirokawa M e Miyauchi A, (2007).** Carcinoma pouco diferenciado da tiroide. Nippon Rinsho; 65(11):1985-90.

106- **Ito Y, Miyauchi A, Nakamura Y et al., (2007).** Significado clinicopatológico do timoma/carcinoma epitelial intra-tiroideu com diferenciação semelhante à do timo: Um estudo colaborativo com institutos membros da sociedade japonesa de cirurgia da tiroide. Am J Clin Pathol; 2:230-236.

107- **Iwasa K, Imai MA, Noguchi M et al., (2002).** Tumor epitelial fusiforme com diferenciação semelhante ao timo (SETTLE) da tiroide. Head neck; 24:888-893.

108- **Jemal A, Siegel R, Ward E et al. (2007).** Estatísticas do cancro 2007. CA Cancer.J Clin; 57:43-66.

109- **Joseph LD, Ravi A, Rekha A et al., (2008).** Osteoclastoma como carcinoma anaplásico da tiroide, relato de caso. In: Jornal de citologia; 25(2): 65-66.

110- **Junqueira LC, Carneiro J e Kelley RO, (2005).** Histologia Básica 11ª ed McGraw Hill, 205 - 221 .

111- **Kakudo K, Bai Y, Katayama S et al., (2009).** Classificação dos tumores de células foliculares da glândula tiroide: análise envolvendo doentes japoneses de uma instituição. Pathol Int; 59:359-367.

112- **Kandil E, Abdel Khalek M, Abdullah O et al., (2010).** Tumores primários da bainha do nervo periférico da glândula tiroide. Tiroide, junho de 2010;
1 20 (6): 583.

113- **Karakoc D e Ozdemir A, (2010).** Cirurgia de gânglios linfáticos no carcinoma papilar da tiroide. Int cirurg.; 95: 142-146.

114- **Kawabata W, Suzuki T, Moriya T et al., (2003).** Receptores de estrogénio (alfa e beta) e 17 beta-hidroxiesteróide desidrogenase tipo 1 e 2 em doenças da tiroide: possível síntese e acções de estrogénio in situ. Mod pathol; 16(5):437-44.

115- **Kim NR, Ko YH e Sung CO, (2003).** Um caso de angiossarcoma e carcinoma folicular da tiroide coexistentes.H Korean Med Sci; 18(6):908-913.

116- **Kini SR, (2008).** Adequação e avaliação de espécimes, sistema de relatórios. In: Citopatologia da tiroide: An atlas and text. Philadelphia, PA: Lippincott Williams & Wilkins; 17-26. [EL4].

117- **Ko HM, Jhu IK, Yan SH et al., (2003).** Análise clinicopatológica da citologia aspirativa por agulha fina da tiroide.

Uma revisão de 1613 casos e correlação com o diagnóstico histológico. Ata Cytol; 47: 727-732.

118- **Konstantakos AK, Balducci L, Talavera F et al., (2012).** Apresentação clínica do carcinoma medular, http://emedidine.medscape.com/article/282084-clinical#a0217.

119- **Koseoglu RD e Filiz N, (2006).** A variante oncocítica do carcinoma papilar da tiroide. Turk J Med Sci; 36(6): 387-392.

120- **Kumagi A, Namba H, Akanov Z et al., (2007).** Implicações clínicas da análise rápida BRAF pré-operatória no cancro papilar da tiroide. Endocr J; 54(3):399-405.

121- **Kumar V, Abbas AK e Fausto N, (2010).** Robbins e cotran base patológica da doença, 8ª edição, 24: 1116.

122- **Kungu A, (1974).** O padrão da doença da tiroide no Quénia. East Afr. Med. J.; 51: 449-466.

123- **Kusakabe T, Hoshi N e Kimura S, (2006).** Origem do quisto do corpo ultimobrônquico: A expressão de T/ebp/NKX2.1 é necessária para o desenvolvimento e a fusão do corpo ultimobrônquico com a tiroide; 235(5): 1300-9.

124- **Lai ML, Faa G, Serra S et al., (2005).** Tumor rabdoide da glândula tiroide: uma variante do carcinoma anaplásico. Arach Pathol Lab Med; 129(3): 55-7.

125- **Lam KY e Sakamoto A, (2004).** Carcinoma de células escamosas. Pp 81 capítulo 2 pp 49-135. In WHO classification of tumours. Patologia e genética dos tumores dos órgãos endócrinos. Editado por DeLellis RA, Lloyd RV, Heitz PU et al. IARC Press. Lyon, 2004.

126- **Lam KY, Lo Cy, Chan KW et al., (2000).** Carcinoma insular e anaplásico da tiroide: um estudo comparativo de 45 anos numa única instituição e uma revisão do significado de p 53 e p 21. Ann Surg; 231: 329-338.

127- **Lansford CD e Teknos TN, (2006).** Avaliação do nódulo da tiroide. Controlo do cancro; 13(2):89-98.

128- **Lau SK, Luthringer DJ e Eisen RN, (2002).** Fator de transcrição da tiroide-1: uma revisão. Appl immunohistochem Mol morphol; 10:97-102.

129- **Leal IR, Carneiro FP, Basilia-de-Oliveira CA et al., (2008).** Carcinoma papilar com estroma nodular tipo faciite - relato de um caso na gravidez. Diagnostic Cytopathology; 36(3): 139-141.

130- **Leboulleux S, Baudin E e Travagli JP et al., (2004).** Carcinoma medular da tiroide. Clin Endocrinol (oxf); 61:299-310.

131- **Leboulleux X, Rubino C, Baudin E, et al., (2005).** Factores de prognóstico para a doença persistente ou recorrente do carcinoma papilar da tiroide com metástases nos gânglios linfáticos do pescoço e/ou extensão do tumor para além da cápsula da tiroide no diagnóstico inicial. J Clin Endocrinol Metab; 90: 57235729.

132- **Lee DH, Yoon TM, Lee JK et al., (2012).** A citologia aspirativa por agulha fina é adequada para o diagnóstico pré-operatório de quistos do ducto tiroglosso em crianças com idade inferior a 10 anos? 76(4):480-2.

133- **Liska J, Altanerova V, Galbavy S et al., (2005).** Tumores da tiroide: classificação histológica e factores genéticos envolvidos no desenvolvimento do cancro da tiroide. Endocrine regula; 39:73-83.

134- **Liu J, Singh B, Tallini G et al., (2006).** Variante folicular do carcinoma papilar da tiroide: um estudo clinicopatológico de uma entidade problemática. Cancro; 107(6):1255-64.

135- **Livolsi VA e Baloch ZW (2004).** Neoplasias foliculares da tiroide: visão, preconceitos e experiências. Adv Anat Pathol; 11:279-287.

136- **LiVolsi VA, Albores-Saavedra J, Asa SL, et al., (2004).** Carcinoma papilar da tiroide. In: World Health Organization Classification of Tumors, vol 8, Pathology and Genetics of Tumors of Endocrine Organs. IARC Press, Lyon; p. 57-66.

137- **Lloyd RV, Douglas RR e Young WF JR, (2002).** Thyroid gland. Doenças Endócrinas. Atlas de patologia não tumoral, primeira série, fascículo 1. Washington DC: Armed forces institiute of pathology: 91-170.

138- **Lloyd RV, Erickson LA, Casey MB et al., (2004).** Variação do observador no diagnóstico da variante folicular do carcinoma papilar da tiroide. Am J Sur Pathol; 28:1336-1340.

139- **Lugli A, Terracciano LM, Oberholzer M, et al., (2004).** Variante macrofolicular do carcinoma papilar da tiroide: estudo histológico, citológico e imunohistoquímico de 3 casos e revisão da literatura. Arch Pathol Lab Med; 128(1): 54-58.

140- **Mack WJ, Preston-Martin S, Dal Maso L et al., (2003).** A pooled analysis of case-control studies of thyroid cancer: Cigarro e consumo de álcool, café e chá. Cancer causes and control; 14:773-785.

141- **Mai KT, El montaser G, Perkins DG et al., (2005).** Adenoma benigno de células de hurthel com arquitetura papilar: Uma lesão benigna que imita o carcinoma papilar oncocítico. Jornal Internacional de Patologia Cirúrgica; 13(1):37-41.

142- **Mastura B, Tokunaga H, Miyake T et al., (2004).** Um caso de timoma maligno que imita o carcinoma da tiroide: uma armadilha na aspiração com agulha fina. Endocr J; 51:237-41.

143- **Mazzaferri EL, Robbins RJ, Spencer CA et al., (2003).** Um relatório de consenso sobre o papel da tiroglobulina sérica como método de monitorização para doentes de baixo risco com carcinoma papilar da tiroide. J Clin Endocrinol Metab 88:1433-1441.

144- **Memon A, Vaghese A e Suresh A et al., (2002).** Doença benigna da tiroide e factores alimentares no cancro da tiroide: um estudo de controlo de casos em Kuit. Br J cancer; 86(11):1745-1750.

145- **Mittendorf EA, Khiyami A e McHenry CR, (2006).** Quando a biopsia aspirativa por agulha fina não consegue excluir o cancro papilar da tiroide: um dilema terapêutico. Arch Surg; 141(10):961-6.

146- **Mohamed MA, (2010).** Teratoma cervico-torácico da tiroide num

14- criança de um mês de idade, relato de caso. In: Jornal Africano de Cirurgia Pediátrica; 7(2): 117-119.

147- **Mokhtar N, Gouda I, e Adel I, (2007).** Tumores malignos do sistema endócrino. In: Registo de Patologia do Cancro 2003-2004 e Análise de Tendências Temporais. Universidade do Cairo, NCI, p. 91-93.

148- **Montone KT, Baloch ZW e Livolsi VA, (2008).** A célula hurthel (oncocítica) da tiroide e as suas condições patológicas associadas: Uma revisão de patologia cirúrgica e citopatologia. Arquivos de Patologia e Medicina Laboratorial, 132(8):1241-1250.

149- **Moris LG, Sikora AG, Myssiorek D et al., (2008).** A base das diferenças raciais na incidência do cancro da tiroide. Ann Surg Oncol; 15(4):1169-76.

150- **Nangue C, Bron L, Partmann L et al., (2009).** Carcinoma medular-papilar misto da tiroide relato de um caso e revisão da literatura. Head Neck; 31 (7): 980-974.

151- **Nardone HC, Ziober AF, Livolsi VA et al., (2003).** Expressão de C-Met no carcinoma papilar de células altas da tiroide. Cancro; 98:1386-1393.

152- **Nguyen G, Lee MW, Ginsber J et al., (2005).** Aspiração com agulha fina da tiroide: uma visão geral. Cytojournal; 2:12.

153- **Nikiforov YE, (2008).** Carcinoma da tiroide: vias moleculares e alvos terapêuticos. Patologia moderna; 21:S37-S43.

154- **Nikiforov YE, Biddinger PW e Thompson LDR, (2012).** Patologia diagnóstica e genética molecular da tiroide 2ª edição. A comprehnsive guid for practicing thyroid pathology; 16:353.

155- **Ning S, Song X, Xiang L et al., (2010).** Tumor fibroso solitário maligno da glândula tiroide. Relato de um caso e revisão da literatura. Diagn Cytopathol. 2010 [Epub a head of print].

156- **Noguchi Sh, yamashita H, Uchina Sh et al., (2008).** Microcarcinoma papilar. Worls J. Surg; 32(5): 747- 753.

157- **Nzegwu MA, Ezume ER, Nejze GE et al., (2010).** Uma atualização histológica das lesões da tiroide em Enugu, Nigéria: Um estudo retrospetivo de 5 anos. ASIAN J. Exp. BIOL. SCI; 1(2): 430-433.

158- **Oertel YC e Oertel JE, (2006).** Citologia e patologia do carcinoma papilar. In: Thyroid Cancer: a comprehensive guide to clinical management. Wartofksy L e Van Nostrand D; eds., 2ª edição. Human Press; Totowa, New Jersy, p. 263-270.

159- **Olurin EO, Itayemi SO, Oluwasanmi JO et al., (1973).** O padrão da doença da glândula tiroide em Ibandan. Nig.Med. J; 3(2): 58-65.

160- **Ordonez N, Baloch Z, Matias-Guiu X et al., (2004).** Carcinoma indiferenciado (Anaplásico). In: Delellis RA, Lloyd RV, Heitz PU, Eng C, editores. Pathology and genetics of tumours of endocrine organs (Patologia e genética dos tumores dos órgãos endócrinos) Lyon: IARC. P. 77-80.

161- **Osamura RY e Hunt JL, (2008).** Práticas actuais na realização de secções congeladas para patologia da tiroide e paratiroide. Virchows Archiv; 453:433-440.

162- **Pacini F, Schlumberger M, Dralle H et al., (2006).** Consenso europeu para a gestão de doentes com carcinoma diferenciado da tiroide do epitélio folicular. Jornal Europeu de Endocrinologia; 154: 787-803.

163- **Papi G, Virginia A e Livolsi, (2004).** Conceitos actuais sobre a tiroidite de Riedl. Am J Clin Pathol 2004; 121(suppl1):S50-S63.

164- **Papi G, Corrado S, e Livolsi VA, (2006).** Lesões primárias de células fusiformes da glândula tiroide, uma visão geral. In: Am J Clin Pathol, 2006; 125(1): 95-123.

165- **Papi G, Corrado S, Uberti ED et al., (2007).** Tumor fibroso solitário da glândula tiroide. Tiroide; 17:119-126.

166- **papotti M, Bussolati G, Komminoth P et al., (2004).** Carcinoma misto de células medulares e foliculares. P. 92-93. In: Classificação de tumores da Organização Mundial de Saúde. Patologia e genética dos tumores dos órgãos endócrinos. Imprensa IARC. Lyon.

167- **Papotti M, Arrondini M, Tavaglione V et al., (2008).** Controvérsias diagnósticas nas proliferações vasculares da glândula tiroide. Endocr pathol; 19(3):175-183.

168- **Park YJ, Lee JI, Tan AH et al., (2009).** Diferenças clínicas entre o carcinoma papilar da tiroide clássico e as variantes J Korean

Endocr Soc, 24:165-173.

169- **Pasieka JL, (2003).** Cancro anaplásico da tiroide, Curr Opin Oncol; 15(1): 78-83.

170- **Patel KN e Shaha AR, (2006).** Cancro da tiroide pouco diferenciado e anaplásico: Cancer Control; 13(2):119-128.

171- **Pearce EN, Farwell A P, e Braverman LE, (2003).** Thyroiditis current concepts. N Engl J Med, 48:2646-2655.

172- **piersanti M, Ezzat S e Asa SL, (2003).** Controvérsias no microcarcinoma papilar da tiroide. Endocr Pathol; 14:183-191.

173- **Rahman MA, Biswas MA, Siddika ST et al., (2013).** Padrão histopatológico das lesões da tiroide. Dinajpur Med Col J; 6(2): 134-140

174- **Rake RH e Campbell DJ, (1975).** O cancro da tiroide Br. J. Surg.; 62: 207-214.

175- **Razek AA, Sadek AG, Kombar OR et al., (2008).** Papel dos valores do coeficiente de difusão aparente na diferenciação entre nódulos solitários da tiroide malignos e benignos. AJNR Am j neuro radiol; 29:563568.

176- **Redman R, Zalaznick H, Mazzaferri EL et al., (2006).** O impacto da avaliação da adequação da amostra e do número de passagens da agulha na biopsia por aspiração com agulha fina de nódulos da tiroide. Tiroide; 16-60. [EL3].

177- **Reimann JD, Dorfman DM e Nose V, (2006).** Carcinoma da tiroide com diferenciação semelhante ao timo (CASTLE): Um estudo comparativo: evidência de diferenciação tímica e origem de ninho de células sólidas. Am J Surg Pathol; 8:994-1001.

178- **Renshaw AA, Wang E, Haja J et al., (2006).** Aspiração com agulha fina do carcinoma papilar da tiroide: distinção entre os casos que tiveram bom desempenho e os que tiveram mau desempenho no Colégio de Patologistas Americanos. Programa de citologia não ginecológica. Arch Pthol Lab Med; 130(4):452-5.

179- **Repplinger D, Bargren A, Zhang J, et al., (2008).** A tiroidite de Hashimoto é um fator de risco para o cancro papilar da tiroide? Journal of Surgical Research; 150(1): 49-52.

180- **Rezk S, Brynes RK, Nelson V et al., (2004).** Expressão de Beta-Catenina em lesões foliculares da tiroide: Potencial papel nas alterações do envelope nuclear nos carcinomas papilares. Endocr Pathol; 15(4):329-37.

181- **Richardson JE, Beagie JM, Brown CL et al., (1974).** Thyroid cancer in young patients in great Britain. Brit.J. Surg.; 61(2): 85-89.

182- **Riedlinger WFJ, Lack EE, Robson CD et al., (2005).** Teratomas primários da tiroide em crianças: In: Am J Surg Pathol; 29: 700-706.

183- **Rocha AS, Soares P, Machado JC et al., (2002).** Carcinoma mucoepidermóide da tiroide: um histótipo tumoral caracterizado pela neoexpressão da p-caderina e por anomalias acentuadas do complexo E-caderina. Virchows Arch; 440:498-504.

184- **Ronald A, DeLelli S, Recardo Vet al., (2004):** Organização Mundial de Saúde, patologia e genética, tumores dos órgãos endócrinos. Imprensa IRAC Lyon, p. 50.

185- **Rosai J (2011).** Patologia cirúrgica de Rosai e Ackerman, a 10ª edição; 1(9):488-564.

186- **Rotstein L, (2009).** O papel da linfadenectomia no tratamento do carcinoma papilar da tiroide. J Surg Oncol; 99(4):186-8.

187- **Rufini V, Salvatori M, Fadda G et al., (2007).** Carcinomas da tiroide com um componente insular variável: significado prognóstico dos padrões histológicos. Cancro; 110(6):1209-1217.

188- **Said MI, Ramzy AF, Morah RA et al., (1989).** Um estudo clinicopatológico das doenças da tiroide no Egipto. Med. J. Cairo Univ.; 57:1.

189- **Salama SI, Abdullah LS, AL-Qahtani MH et al., (2009).** Padrão histopatológico das lesões da tiroide na região ocidental da Arábia Saudita. O novo Jornal Egípcio de Medicina; 40(6): 580-85.

190- **Sanders Jr EM, Livolsi VA, Brierley J et al., (2007).** Uma revisão baseada em evidências do cancro da tiroide pouco diferenciado. World J Surg; 31:934-945.

191- **Scott AM, (2009).** Cancro da tiroide em adultos. Radiologic technology; 80(3):241-261.

192- **Shabby NS e Salti I, (2006).** Tiroidite subaguda: Citologia aspirativa por agulha fina de 14 casos com nódulos da tiroide. Diagn cytopathol; 34(1):18-23.

193- **Shahidul Islam,(2013).** Glândula tiroide, outro carcinoma, SETTLES. PathologyOutlines.com

194- **Sharma PK, Meyers AD e Johns MM et al., (2012).** Cancro da tiroide, http://emedidine.medscape.com/article/851968overview#aw2aab6b3.

195- **Sheik HA, Tometsko M, Niehouse L et al., (2004).** A genotipagem molecular do carcinoma medular da tiroide pode prever a recorrência do tumor. Am J Surg Pathol; 28(1):101-106.

196- **Shelis O, (2005).** Classificação molecular e descoberta de biomarcadores no carcinoma papilar da tiroide. Expert Rev Mol Diagn; 5(6): 927-946.

197- **Shetty SK, Maher MM, Hann PF et al., (2007).** Significance of incidental thyroid lesions detected on CT: Correlation among CT, sonography and pathology (eratum in: AJR Am J Roentgenol; 188:8).

198- **Siironen P, Louhimo J, Nordling S et al., (2005).** Factores de prognóstico no cancro papilar da tiroide: Uma avaliação de 601 pacientes consecutivos. Tumour biology; 26(2):57-64.

199- **Sorbino-Simoes M, Sambade C, Fonseca E et al., (2002).** Cacinomas mal diferenciados da glândula tiroide: uma revisão das características clinicopatológicas de uma série de 28 casos de um grupo heterogéneo e clinicamente agressivo de tumores da tiroide. Int J Surg Pathol; 10:123131.

200- **Sobrino Simões M, Asa SL, Kroll TG et al., (2004).** Carcinoma folicular da glândula tiroide. In: Classificação de Tumores da OMS, vol 8. Patologia e Genética dos Tumores dos Órgãos Endócrinos. De Lellis RA, Lloyd RV, Heitz PU, Eng C, eds. IARC Press, Lyon, p. 67-72.

201- **Sobrinho simoes M, Eloy C, Mangalhaes j et al., (2011).** Carcinoma folicular da tiroide. In: patologia moderna; 24:S10-S18.

202- Song Z, Yu C, Song X et al, (2011). Tumor fibroso solitário primário da tiroide - Relato de um caso e revisão da literatura. J cancer 2011; 2:206-209.

203- **Spargue BL, Warren Andersen S e Trentham-Dietz A, (2008).** Thyroid cancer incidence and spcioeconomic indicators of health care access. Cancer causes control; 19(6):585-93.

204- **Steele SR, Royer M, Brown TA et al., (2001).** Carcinoma mucoepidermóide da glândula tiroide: relato de um caso e sugestão de abordagem cirúrgica. Am Surg; 67:979-83.

205- **Stevens A e Lowe JS, (2005).** Human histology. Elsevier-Mosby, Ed 3rd p. 276.

206- **Stewart BW e Kleihues P, (2003).** Relatório mundial sobre o cancro IARC press: lyon.

207- **Sulimani RA, (1996).** Cancro da tiroide coexistindo com tiroidite de Hashimoto no hospital King Khalid Unoversity, Arábia Saudita. East Afr. Med. J.; 73(11): 767-8.

208- **Szinnai G, Meier C, Komminoth P et al., (2003).** Revisão da neoplasia endócrina múltipla tipo 2A em crianças: resultados terapêuticos da tiroidectomia precoce e valor prognóstico da análise de codões. Pediatria; 111:E132-E139.

209- **Taccaliti A e Boscaro M, (2009).** Mutações genéticas no carcinoma da tiroidc. Minerva; 34(1):11-28.

210- **Tai P, Mould RF, Prysyazhnyuk Aye et al., (2003).** Epidemiologia descritiva do carcinoma da tiroide. Oncologia atual; 10:54-65.

211- **Thomas JO e Ogunbiyi JO, (1995).** Cancros da tiroide em Ibadan, Nigéria. East Afr. Med. J.;72(4): 231-233.

212- **Thompson LDR e Carver RD, (2004).** Teratoma. p. 106-108. capítulo 2. tumores da tiroide e paratiróides; p. 49-135. In: classificação de tumores da organização mundial de saúde. Patologia e genética dos tumores dos órgãos endócrinos. Editado por Delellis RA, Llyod RV, Heitz PU. Eng C (EDS). Lyon, França: Imprensa IARC.

213- **Thompson LDR, (2004). Smooth** muscle tumours (Tumores do músculo liso), p. 115. Capítulo 2, Tumores da tiroide e paratiróides, p. 49-135. Em Classificação de tumores da Organização Mundial de Saúde. Patologia e genética dos tumores dos órgãos endócrinos. Editado por Delellis RA, Lloyd RV, Heitz PU, Eng C (eds). Lyon, França: IARC Press.

214- **Thompson LDR, (2006).** Neoplasias malignas da glândula tiroide. Capítulo 3; p.77-145. In: Patologia endócrina Um volume da série. Fundação em patologia diagnóstica. Editado por Thompson LDR e Coldblum JR. Churchil Livingstone. Elsevier.

215- **Thompson LDR, (2010).** Carcinoma medular da tiroide: Ear Nose Throat J. 2010 Jul.; 89(7):301-302.

216- **Tomoda C, Miyauchi A, Uruno T, et al. (2004).** Variante cribriforme-morular do carcinoma papilar da tiroide: pista para a deteção precoce do cancro do cólon associado à polipose adenomatosa familiar. World Journal of Surgery:28(9):886-889.

217- **Tsegaye B e Ergete W, (2003).** Padrão histopatológico das doenças da tiroide: Jornal Médico da África Oriental 80(10): 525-528.

218- **Tsui A, (2008).** Citologia da tiroide, Royal Melbourne Hospital. Página 6.

219- **Tzen CY, Huang YW e Fu YS, (2003).** O adenoma folicular atípico da tiroide é uma neoplasia maligna pré-invasiva? Hum. Pathol; 34: 666-669.

220- **Vasko VV, Gaudart J, Allasia C et al., (2004).** O adenoma folicular pode apresentar características de carcinoma folicular e variante folicular de carcinomas papilares. Europ J Endocrinol; 151:779-786.

221- **Volante M, Collini P, Nikiforov YE et al., (2007).** Carcinoma da tiroide pouco diferenciado. A proposta de Turim para a utilização de critérios de diagnóstico uniformes e uma abordagem de diagnóstico algorítmica. Am J Surg Pathol; 31:1256-1264.

222- **Wang SA, Rahemtulla A, Faquin WC et al., (2005).** Linfoma de Hodgkin da tiroide: estudo clinicopatológico de cinco casos e revisão da literatura. Mod Pathol; 18:1577.

223- **Wang TS, Ocal IT, Sosa JA et al., (2008).** Carcinoma medular da tiroide sem elevação acentuada da calcitonina: um dilema de diagnóstico e vigilância; 18(8):889-94.

224- **Waugh A e Grant A (2001).** Ross e Wilson anatomia e fisiologia na saúde e na doença. Churchil-Livingstone, ed. 9; 219-220.

225- **Weidner N, Cote RJ, Suster S et al., (2009).** Modern surgical pathology, volum 2, 2nd edition; 44:1647-1606.

226- **William U, Todd IV, Bruce M et al., (2008).** Carcinomas derivados de células epiteliais foliculares da tiroide: Uma visão geral da patologia da doença primária e recorrente. Otolaryngol Clin N Am; 41:1079-1094.

227- **Xu B, Yoshimoto K, Miyauchi A et al., (2003).** Variante cribriforme-morular do carcinoma papilar da tiroide: um estudo patológico e de genética molecular com provas de mutações somáticas frequentes no exão 3 do gene da B-Catenina.

228- **Yang J, Schnadig V, Logrono R et al., (2007).** Aspiração por agulha fina de nódulos da tiroide: um estudo de 4703 pacientes com correlações histológicas e clínicas; 111(5):306-15.

229- **Yucel H, Schaper NC, Van Beek M et al., (2010).** Carcinoma primário de células escamosas da tiroide anos após tratamento com iodo radioativo, relato de caso. In: O Jornal de Medicina; 68(5): 224-226.

230- **Zein EF, Karaa SE, Megarbane A et al., (2007).** Ocorrência familiar de tiroidite subaguda dolorosa associada ao antigénio leucocitário humano B35.La press Medicale 36:808-809.

231- **Zhou, (2002).** Carcinoma primário de células escamosas da tiroide. Eur J Surg Oncol; 28:42-45.

232- **Giusca SE, Andriescu EC, Caruntu ID, Ciobanu D. (2023).** Perfil clinicopatológico do carcinoma medular da tiroide - será que podemos prever o comportamento agressivo? Biomedicines. 11(1):116.

233- **Cochand-Priollet B, Maleki Z. (2023).** Citologia e Histologia de Nódulos da Tiroide: Exploring Novel Insights in the Molecular Era for Enhanced Patient Management (Explorando novos conhecimentos na era molecular para uma melhor gestão dos pacientes). Current Oncology. 30(8):7753-72.

Lista de abreviaturas

Abbreviation	Meaning
ATC	Anaplastic thyroid carcinoma.
CASTLE	Carcinoma showing thymus like differentiation.
CCH	C-cell hyperplasia.
CMV	Cribriform morular variant.
CT	Cervical teratomas.
DLCL	Diffuse large B-cell lymphoma.
F: M	Female to male ratio.
FC	Follicular carcinoma.
FCs	Follicular carcinomas.
FNA	Fine needle aspiration.
FNAB	Fine needle aspiration biopsy.
FNAC	Fine needle aspiration cytology.
FVPTC	Follicular variant of PTC.
HLA-BW35	Human leucocyte antigen-BW35.
IHC	Immunohistochemistry.
LCA	Leucocyte common antigen.
LCH	Langerhans cell hitiocytosis.
MAPK	Mitogen activated protein kinase.
MC	Medullary carcinoma.
MEC	Mucoepidermoid carcinoma.
MECs	Mucoepidermoid carcinomas.
MEN	Multiple endocrine neoplasia.

MEN2A	Multiple endocrine neoplasia type 2A
MEN2B	Multiple endocrine neoplasia type 2B.
MMFCC	Mixed medullary and follicular cell carcinoma.
MNG	Multinodular goiter.
NA	Not applicable.
NCI	National Cancer Institute.
NES	Neuron specific enolase.
No.	Number.
PDTC	Poorly differentiated thyroid carcinoma.
PNSTs	Peripheral nerve sheath tumours.
PTC	Papillary thyroid carcinoma.
PTCs	Papillary thyroid carcinomas.
PTPG	Primary thyroid paraganglioma.
PTPGs	Primary thyroid paragangliomas.
RT	Riedle thyroiditis.
SCC	Squamous cell carcinoma.
SEER	Surveillance, Epidemiology and End Results program.
SETTLE	Spindle cell tumour with thymus like differentiation.
SFT	Solitary fibrous tumour.
SFTs	Solitay fibrous tumours.
SLL-B	Small lymphocytic B-cell lymphoma.
SPSS, Inc	Statistical package for social sciences, in corporation.
SPSS	Statistical package for social sciences.

TCV	Tall cell variant.
TDC	Thyroglossal duct cyst.
TSH	Thyroid stimulating hormon.
TTF-1	Thyroid transcription factor-1.
US	Ultrasonography.

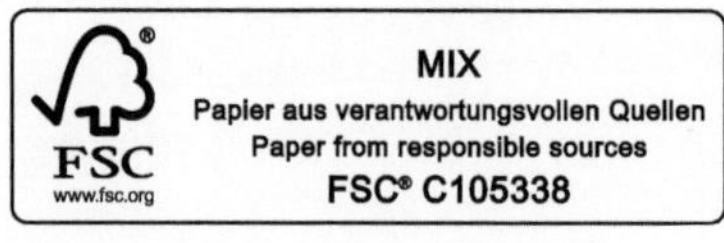

Printed by Books on Demand GmbH, Norderstedt / Germany